Travail des services et laboratoires de M. le professeur agrégé Sicard
et de M. le professeur Chantemesse

L'AUTOTHÉRAPIE ASCITIQUE

PAR

Le Docteur Jean GALUP

ANCIEN INTERNE DES HOPITAUX DE PARIS
MÉDECIN CONSULTANT AU MONT-DORE

PARIS

G. STEINHEIL, ÉDITEUR

2, RUE CASIMIR-DELAVIGNE, 2

1911

Travail des services et laboratoires de M. le professeur agrégé Sicard
et de M. le professeur Chantemesse

L'AUTOTHÉRAPIE ASCITIQUE

PAR

Le Docteur Jean GALUP

ANCIEN INTERNE DES HOPITAUX DE PARIS
MÉDECIN CONSULTANT AU MONT-DORE

PARIS
G. STEINHEIL, ÉDITEUR
2, RUE CASIMIR-DELAVIGNE, 2

1911

DU MÊME AUTEUR

En collaboration avec le Dr BALZER :

Sur un cas de phlébites récidivantes des veines des membres inférieurs et des veines sous-cutanées abdominales (*Soc. de Dermatol.*, 1907, p. 331 du bulletin).

Syphilide tuberculeuse zoniforme avec cicatrices atrophiques (*Eodem loco*, p. 360).

Lupus érythémateux primitif de la muqueuse de la lèvre inférieure (*Eodem loco*, p. 375).

Dégénérescence kystique régionale des glandes sébacées (*Eodem loco*, p. 378).

Un cas de morphée des deux seins (*Eodem loco*, p. 461).

Petite épidémie familiale de favus (*Eodem loco*, p. 462).

Syphilides tuberculeuses en nappes avec cicatrices atrophiques et atrophies diffuses (*Eodem loco*, p. 463).

Adénopathie double pré auriculaire et syphilo-strumeuse au début de la période secondaire de la syphilis (*Eodem loco*, 1908, p. 152).

Trois nouveaux cas de sporotrichose en gommes disséminées (*Eodem loco*, p. 145).

Le purpura annulaire télangiectasique (*Médecine moderne*, 22 janvier 1908, p. 25).

En collaboration avec le Dr STODEL :

Traitement de la syphilis par les injections de mercure colloïdal électrique.
(*Soc. de Biologie*, 1908, p. 68 des comptes rendus).
(*Soc. de Dermatologie*, 1908, p. 22).
(*Soc. méd. des hôpit.*, 1908, p. 357).

En collaboration avec le Dr DALCHÉ :

Maladie de Paget avec signes addisoniens et divers autres troubles glandulaires (*Soc. médic. des hôp.*, 11 juin 1909).

En collaboration avec le Dr SICARD :

Autothérapie ascitique par injections massives intraveineuses (*Soc. médic. des hôp.*, 10 févr. 1911).

A MA FEMME

A MA MÈRE

A LA MÉMOIRE DE MON PÈRE

DEFINITION

Une méthode de traitement a été préconisée qui a pour objet de provoquer la résorption des épanchements séreux par injection au malade d'une quantité déterminée de sa sérosité : nous désignerons cette méthode du terme d'*autothérapie,* suivi d'un qualificatif indiquant la sérosité injectée ou l'organe dans lequel elle s'est développée (1).

Ce terme nous paraît plus légitime que ceux d'*autosérothérapie* et de *plasmothérapie* qui ont été successivement préconisés par Gilbert (de Genève) et par Audibert. Le premier en effet est inexact, ainsi que le fait remarquer J. Courmont, puisque « l'on n'utilise pas le sérum, mais bien un composé de fibrine, de bacilles, de cellules, de sels et d'eau ». Et le second, de par cette définition même, n'est pas assez compréhensif non plus, puisque, si dans la composition normale du plasma il entre de la fibrine que ne contient pas le sérum, du moins n'en font pas partie les éléments figurés (cellules, bacilles, etc.), que l'on trouve dans les épanchements séreux.

Au contraire l'expression que nous proposons indique bien qu'il s'agit du liquide global, *totus substantiæ,* sans préjuger de sa nature.

(1) Ce terme est aussi celui qu'en collaboration avec notre maître, le Dr Sicard, nous avons proposé à la *Société médicale des Hôpitaux* (Séance du 10 février 1911).

APPLICATIONS DIVERSES
DE LA MÉTHODE AUTOTHÉRAPIQUE

—

La méthode autothérapique a été préconisée pour la première fois, en 1894, par Gilbert (de Genève) (1) et appliquée par lui aux épanchements séreux de la plèvrè de nature tuberculeuse. Considérant « l'exsudat pleurétique comme une tuberculine atténuée », cet auteur en fit aux malades porteurs des injections sous-cutanées de 1 centimètre cube, injections au nombre de deux en général, séparées par un intervalle de plus de vingt-quatre heures et de moins de huit jours. « Ces injections, dit-il, favorisent par un mécanisme encore inconnu la résorption rapide et définitive de l'épanchement. »

Pendant quinze ans, l'*autothérapie pleurale* seule a été utilisée. Elle a connu, entre les mains de nombreux expérimentateurs et avec des techniques un peu variables, des fortunes diverses. Appliquée exclusivement d'abord aux épanchements de nature nettement tuberculeuse, elle l'a été ensuite à tous, quelle que fût leur origine, pourvu qu'ils eussent bien le caractère séreux (2).

(1) GILBERT (de Genève). *Actes du XIe Congrès de médecine interne de Rome*, 1894.

(2) On trouvera la revue générale de ces travaux dans :

R. GAULTIER. L'autosérothérapie de la pleurésie séro-fibrineuse. *Bull. de Thérapeut.*, n° 9, 8 sept. 1909, p. 321-336.

R. MORICHAU-BEAUCHAMP. L'autosérothérapie et l'autodrainage dans le trai-

Mais, en 1909, Audibert et Monges, généralisant la méthode, l'appliquent au traitement des épanchements péritonéaux : c'est l'*autothérapie ascitique*, qui depuis a fait l'objet d'assez nombreuses recherches.

Et dès lors nous trouvons mentionnées, en des observations isolées, des injections de sérosités diverses, *injections de liquide d'hydrocèle* par Bertholon (1), *de liquide d'hydarthrose* (hydrops tuberculosus, rhumatisme blennorragique), par Mlle Zolotareff (2).

De ces tentatives d'autres encore sont à rapprocher, qui s'adressent, non plus à des épanchements pathologiques, mais à des liquides existant normalement dans l'organisme, *injections de sérum sanguin* par Reynaud (d'Alger), par Busquet (3) (pour des cas de typhus exanthématique, de fièvre typhoïde, de rhumatisme polyarticulaire, etc.), *injections de liquide céphalo-rachidien* par Roubinowitch (4) dans la psychasthénie).

Ces essais variés d'autothérapie, en grande partie empiriques, il faut en convenir, ce « caravansérail thérapeutique », suivant l'humoristique expression de Mlle Zolotareff,

tement des épanchements des cavités séreuses. *Arch. Médico-Chirurgicales de Province*, n° 8, 15 août 1910, p. 384-394.

V. AUDIBERT. La plasmothérapie des épanchements séreux. *Journal médical français*, n° 11, 15 nov. 1910, p. 485-494.

(1) BERTHOLON. Cure de l'hydrocèle par autosérothérapie. *Journal de Médecine et de Chirurgie pratiques*, 25 juin 1910.

(2) Mlle ZOLOTAREFF. *Étude critique du traitement des épanchements séreux et de l'autosérothérapie*. Th. de Paris, 1910, p. 169-174.

(3) P. BUSQUET. Contribution à l'étude de l'autosérothérapie. *Gaz. hebdomad. des Soc. médic. de Bordeaux*, n° 15, 10 avril 1910, p. 169-173.

(4) ROUBINOWITCH. Guérison d'une psychasthénie. *Soc. clin. de médecine mentale*, 21 déc. 1908.

tout cela est-il à rejeter en bloc, ou bien la méthode est-elle vraiment de portée générale et susceptible, sous le nom générique d'*autothérapie humorale*, d'englober toute une série d'applications?

Nous pensons que des recherches portant sur chacune de ces applications en particulier peuvent seules résoudre la question. Nous avons pour notre part limité nos investigations à l'autothérapie ascitique.

AUTOTHÉRAPIE ASCITIQUE
PAR PETITES INJECTIONS SOUS-CUTANÉES :
LES FAITS (1)

Debove et Rémond, les premiers, en 1891 (2), injec-
tèrent sous la peau d'un malade atteint de péritonite tuberculeuse 5 centimètres cubes de son liquide d'ascite,
préalablement filtré à travers bougie Chamberland. Mais
c'était seulement pour rechercher si les exsudats bacillaires ne constituaient pas une lymphe analogue à la
tuberculine de Koch et produisant les mêmes symptômes.
De fait ils constatèrent, comme après les injections de
tuberculine, une réaction générale et fébrile, laquelle fit
défaut chez un sujet bien portant et chez un cancéreux
avancé ayant reçu chacun une injection identique ; par
contre la réaction se produisit chez un lupique, accompagnée même d'une congestion intense de la lésion avec
suintement abondant. En somme leur procédé ne s'adres-
sait qu'aux exsudats bacillaires et ne paraissait avoir d'intérêt qu'au point de vue de la pathologie générale et du
diagnostic. Toutefois ils tentèrent aussi d'utiliser les injections dans un but thérapeutique, non pas à l'égard de la

---

(1) On trouvera à la fin de ce travail, *in extenso*, les observations qui font
'objet de ce chapitre.

(2) Debove et Rémond. *Soc. médic. des hôp.*, 23 mars 1891.

péritonite productrice de liquide, mais bien du lupus qui avait réagi à la première injection, cherchant à réaliser de la sorte une *hétérosérothérapie*. Les résultats d'ailleurs furent peu concluants et la méthode abandonnée. Toutefois c'est elle qui suggéra, en 1894, à Gilbert (de Genève) l'idée de son *autosérothérapie* des épanchements pleuraux·

Les travaux de Gilbert (de Genève) ont directement inspiré les tentatives d'autothérapie ascitique.

Le premier, Marcou, en septembre 1909 (1), publiant 82 résultats, la plupart favorables, d'autothérapie pleurale et déniant à cette méthode toute action spécifique antituberculeuse, déclare « se proposer de soigner des ascites de toute nature par le même traitement ».

Mais c'est Audibert et Monges qui publièrent, en novembre 1909 (2), le premier cas traité par cette méthode (3) : il s'agissait d'une ascite cirrhotique, peut-être sous la dépendance d'une variole antérieure, en tous cas sans antécédents éthyliques et sans stigmates de tuberculose (inoculation au cobaye et ophtalmo-réaction négatives) ; les auteurs l'ont finalement rattachée à un syndrome de

(1) Marcou. *Presse médicale*, n° 71, 4 sept. 1909, p. 627-628.

(2) Audibert et Monges. *Soc. de Biol.* (Section de Marseille). Séance du 16 nov. 1909. (Pages 610-611 des comptes rendus.)

(3) Cependant Mongour (*Précis des maladies du foie*, collection Testut), signale Bayo-Vilauvre comme ayant traité, dès 1903, (dans *El Jurado med. pharmac.*) différents cas de cirrhose hépatique, biliaire ou vasculaire, par des injections sous-cutanées de liquide ascitique fourni par le malade. Ces injections auraient provoqué une abondante diurèse, la disparition de l'épanchement et l'amélioration rapide des autres symptômes. Nous n'avons pu retrouver ces observations. En tous cas, il est hors de doute que ce sont les communications d'Audibert et Monges qui ont inspiré les expérimentateurs venus ensuite.

Banti. Cette ascite réagit merveilleusement à des injections sous-cutanées de 3 à 10 centimètres cubes, pratiquées pendant deux mois tous les six jours. « Ponctionné très régulièrement, depuis six mois, tous les quinze jours (10 à 12 litres), l'abdomen diminua progressivement sous l'influence des piqûres plasmatiques, au point qu'à dater de la première, ce fut fini des ponctions.» Il n'y eut de réaction ni locale, ni générale, mais une énorme polyurie, les urines passant après les injections de 800 à 2.100 centimètres cubes, pour se maintenir entre 1.500 et 1.800. En même temps les forces de la malade étaient revenues. Cependant l'autothérapie n'avait fait qu'enrayer la marche de l'ascite, elle n'avait pas guéri l'affection hépatique et, quelques mois plus tard, la malade revenait mourir à l'hôpital.

A peu près vers la même époque, Jeunet publiait un succès dans une ascite asystolique.

Depuis ces tentatives, des essais d'autothérapie ont été faits pour des ascites de toutes natures. Plutôt que de les signaler par ordre chronologique, nous allons les grouper par variétés.

Ascites par cirrhose alcoolique. — Les résultats sont loin d'être favorables : un cas négatif de Pron, un de Roger et Chauvin, deux de Roque et Cordier, trois de Le Play, six d'Audibert, un de Mlle Zolotareff, concernant cependant une forme hypertrophique, tel est le bilan des insuccès publiés. Et sans aucun doute bien des expérimentateurs, tentés par la simplicité de la méthode, en ont fait usage et n'en ayant rien obtenu, ont passé la chose sous silence. Notons cependant la diurèse qui s'est établie dans les cas de Le Play.

A cette série négative, nous ne trouvons à opposer que le résultat très relatif et fort discutable obtenu dans un cas par Roque et Cordier : léger éloignement des ponctions à la suite du traitement, et surtout les succès de Limouzi, de Le Clech et de Godlewski. Encore dans le cas de Le Clech le diagnostic est-il demeuré hésitant entre une cirrhose alcoolo-tuberculeuse et une cirrhose des gros mangeurs. Quoi qu'il en soit, le résultat fut qu'en cinq mois, après traitement autothérapique, 22 litres seulement furent retirés par ponctions, alors que dans les six mois qui avaient précédé, on en avait retiré 127 ; la diurèse s'était établie avec les injections.

Le cas de Godlewski concerne une cirrhose hypertrophique, forme plus curable on le sait : il y eut diurèse, diminution du ventre, possibilité de reprise des occupations habituelles.

Plus favorable encore paraît le cas de Limouzi concernant, lui, une cirrhose de Laënnec typique, et où le traitement produisit une disparition presque totale du liquide.

Ascites asystoliques. — Ici les résultats favorables et les résultats négatifs s'équilibrent davantage ; les cas négatifs sont celui de Cordier et Roque concernant une asystolie à répétition, ceux d'Audibert ayant trait à deux asystolies irréductibles, celui de Godlewski dans une asystolie généralisée ; les cas favorables sont celui de Jeunet : asystolie réductible, (avec en outre association au traitement autothérapique du repos, du régime lacté, de la théobromine et de la digitale), les deux de Godlewski concernant des foies cardiaques, celui enfin de Ponthieu, qui fut une autothérapie spontanée par une plaie herniaire non cicatrisée.

Les différences dans les résultats sont bien en rapport avec les différences cliniques que présentent les cas d'asystolie.

Ascites hépato-rénales. — Un seul cas a été publié, celui de Godlewski, où le traitement amena la diurèse, mais où le liquide se reproduisit et qui se termina par la mort du malade.

Ascites tuberculeuses. — Jusqu'à l'apparition de la thèse de P. Carbou, il paraissait assez incertain que l'autothérapie pût être d'un grand secours dans le traitement de l'ascite tuberculeuse. Un cas négatif de Roque et Cordier ne pouvait que confirmer cette opinion. Chevrier avait bien publié un cas très favorable, mais où, l'autothérapie se trouvant associée à toute une série d'autres traitements médicaux et chirurgicaux, il était difficile de savoir quelle part lui revenait dans la guérison. Par contre P. Carbou publie une série d'observations d'apparence si probantes qu'il est difficile de ne pas en être impressionné. Mais ces résultats ont besoin d'être confirmés par de nouvelles observations. Or, dans deux cas tout récents, Godlewski a eu des échecs complets.

Ascites cancéreuses. — Les quelques tentatives d'autothérapie faites par Roque et Cordier, par Audibert et par Godlewski n'ont eu, est-il utile de le dire, aucun résultat appréciable.

———————

AUTOTHERAPIE ASCITIQUE PAR INJECTIONS
MASSIVES INTRAVEINEUSES : LES FAITS

En présence des résultats disparates obtenus par les expérimentateurs précédents à la suite d'injections sous-cutanées de quelques centimètres cubes de liquide asciti-que, résultats, il faut l'avouer, peu encourageants dans leur ensemble, du moins en ce qui concerne l'ascite par cirrhose hépatique alcoolique, nous avons eu l'idée, avec notre maître, le Dr Sicard, d'abandonner à la fois les doses minimes et la voie d'introduction hypodermique, pour recourir aux injections massives intraveineuses. Nous avons été précédé dans la voie des doses massives par Castaigne, qui relate, sans plus amples détails d'ailleurs, avoir pratiqué des injections sous-cutanées de plusieurs centaines de grammes répétées chaque jour (1). Quant à la voie intraveineuse, nous n'en avons pas trouvé de précédents.

Voici d'abord, *in extenso* et avec courbe des poids con-firmative, l'observation que nous avons brièvement résu-mée à la Société Médicale des Hôpitaux, dans la séance du 10 février 1911, et que nous avons continuée depuis

---

(1) J. CASTAIGNE. L'ascite des cirrhotiques. Ses nouvelles méthodes de trai tement : *Journal Médical Français*, n° 11, 15 nov. 1910, p. 500.

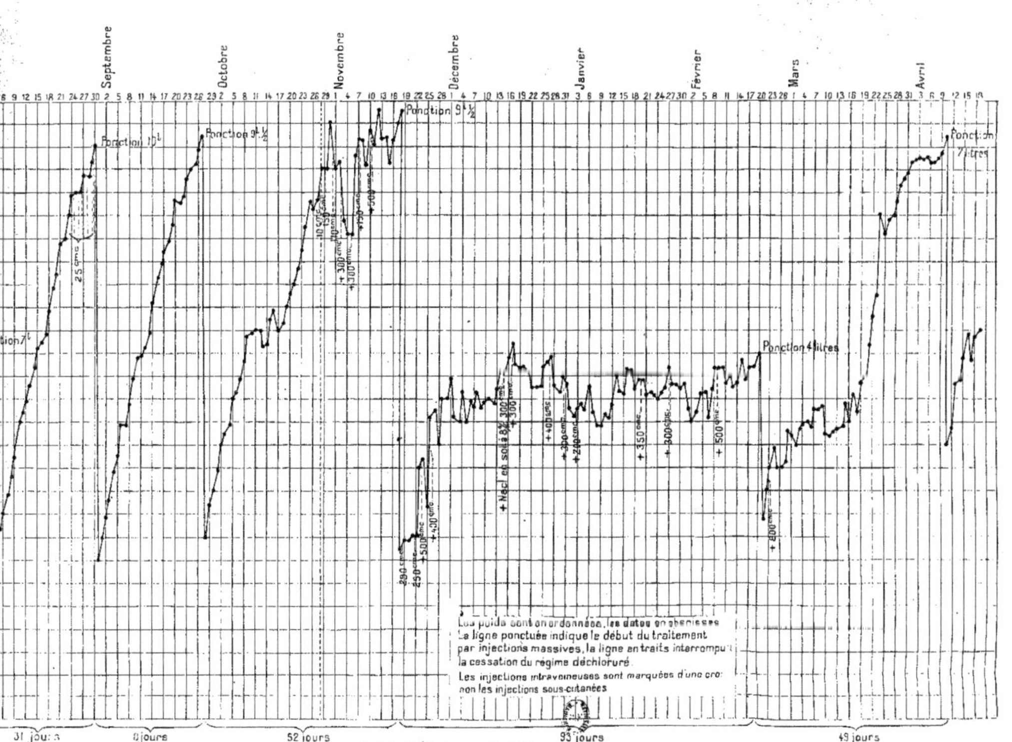

Septembre
Octobre
Novembre
Décembre
Janvier
Février
Mars
Avril
Ponction 10¹
Ponction 9¹ ½
Ponction 9¹ ½
Ponction 7¹
Ponction 4 litres
Fonction 7 litres
Les poids sont en ordonnée, les dates en abscisses
La ligne ponctuée indique le début du traitement
par injections massives, la ligne en traits interrompus
la cessation du régime déchloruré.
Les injections intraveineuses sont marquées d'une croix
non les injections sous-cutanées
31 jours
9 jours
52 jours
93 jours
49 jours
L'AUTOTHÉRAPIE ASCITIQUE
JEAN GALUP

lors jusqu'au départ de la malade de l'hôpital. Elle a trait à une cirrhose de Laënnec typique.

Obs. — Mme P..., 68 ans, sans profession. Entrée à l'Hôtel-Dieu, salle Sainte-Anne, le 3 février 1910.

Histoire de la maladie. — Sans avoir ressenti antérieurement aucun trouble digestif, s'est aperçue, vers la fin de décembre 1909, que son ventre augmentait progressivement de volume. En même temps se sont manifestées des douleurs abdominales et plus particulièrement épigastriques.

Antécédents. — Mariée deux fois, a eu de son premier mariage deux filles, l'une morte à l'âge de 11 ans, après un mois de maladie (?), l'autre âgée actuellement de 40 ans, bien portante ; en 1874, un an après son second mariage, a fait une fausse couche consécutive à une chute. Le premier mari est mort d'accident, le second est en bonne santé.

A cessé d'être réglée à l'âge de 48 ans.

Fracture de cuisse il y a huit ou neuf ans et, il y en a quatre ou cinq, opération pour une cataracte de l'œil gauche, avec suppuration consécutive ayant nécessité l'énucléation.

Pas de maladies générales antérieures, mais commémoratifs d'éthylisme : la malade a de tout temps bu en moyenne un litre et quart de vin par jour à ses repas et en outre, employée comme femme de ménage, absorbait fréquemment des suppléments après son travail ; ne prenait pas d'alcool avec sa tasse de café quotidienne ; mais, au moment de la ménopause, reconnaît avoir contracté et prolongé plusieurs mois l'habitude du vulné-raire.

A eu sept frères, dont cinq sont encore vivants et bien portants et dont deux sont morts, l'un à l'âge de 15 ans d'une cause ignorée, l'autre à 30 d'un rhume négligé.

Examen de la malade. — Révèle les caractères objectifs d'une cirrhose de Laënnec :

Ascite libre, avec circulation collatérale, d'ailleurs assez modérée, et vergetures de la paroi.

Foie dont le lobe droit présente une matité verticale diminuée d'étendue et ne peut être senti en déprimant la paroi sous le rebord costal, et dont le lobe gauche, sensible dans la région épigastrique, roulant sous les doigts avec les mouvements respiratoires, est induré et à bord mousse.

Rate hypertrophiée.

Peu de varicosités au niveau de la face, mais un naevus artériel au-dessous de l'œil droit.

Les autres appareils paraissent sains : pas de troubles digestifs ; cœur normal ; seulement quelques râles de déplissement à la partie interne des poumons ; pas d'albumine dans les urines.

Hernie crurale double, développée avec les progrès de l'ascite.

Réaction de Wassermann et injection intra-péritonéale à deux cobayes de 20 centimètres cubes de liquide ascitique : négatives.

Traitement. — Tous les traitements classiques contre l'ascite ont d'abord été tentés et ont échoué chez cette malade: calomel, opothérapie hépatique, diurétiques divers, régime déchloruré (ce dernier institué dès l'entrée à l'hôpital). Il n'est pas jusqu'aux injections intra-péritonéales d'eau chlorurée hypertonique à 14 p. 1000, ou même de sérum de cheval, pratiquées dans un but soit de perturbation osmotique, soit de coagulation, qui n'aient été essayées. L'ascite se reproduisait fatalement et quinze ponctions, au taux évacuateur de sept à dix litres pour chacune d'elles, ont été nécessaires, à des intervalles variant de vingt à trente jours. La courbe des poids, régulièrement tenue, indiquait une augmentation quotidienne et constante. D'autre part, avec une spoliation telle que nous l'avons indiquée, l'état général devenait précaire ; la malade, confinée au lit en dehors des premiers jours qui suivaient les ponctions, présentait, déjà accentués, l'amaigrissement et l'affaiblissement généraux, les traits tirés et le teint terreux que Gilbert et Garnier ont désignés du nom d'anémie séreuse (1). La pire évolution était à présager.

Nous pratiquons alors l'autothérapie sous-cutanée aux doses de 25 centimètres cubes. Mais sans résultat appréciable.

1. A. GILBERT ET M. GARNIER. De l'anémie séreuse. *Soc. de Biol.*, séance du 29 janvier 1898, *in* comptes rendus, p. 115-119.

Enfin, au mois de novembre, nous avons recours aux doses massives et à l'injection veineuse classique, par la veine brachiale. Le liquide ascitique était recueilli dans un ballon à double tubulure et, sans transvasement, injecté aussitôt dans la circulation générale.

Au moment où nous commençons les injections, la dernière ponction date d'un mois et le besoin d'une prochaine exonération se fait sentir.

Une première série est faite, d'abord de deux injections sous-cutanées, l'une de 150, l'autre de 110 centimètres cubes, à quarante-huit heures d'intervalle, puis de quatre injections intraveineuses, respectivement de 300, 300, 150 et 500 centimètres cubes, les premières à quarante-huit heures, les secondes à trois jours de distance. Sous l'influence de ce traitement, le poids quotidien se met à osciller et la ponction peut être retardée de trois semaines environ. Le 52e jour cependant elle devient nécessaire.

Mais, chaque quantité de liquide injecté ayant été retirée de la cavité péritonéale immédiatement auparavant, on pouvait voir là une manœuvre ayant faussé les résultats.

Aussi, dans une seconde série d'injections, nous servons-nous du liquide même de la ponction évacuatrice conservé en ballons stériles. Quatre injections, dont deux sous-cutanées de 290 et 250 centimètres cubes et deux intraveineuses de 500 et 400 centimètres cubes, espacées comme les précédentes, amènent, après une réascension de la courbe des poids entre les injections, un arrêt de cette ascension lorsque la série est terminée. Ce plateau se maintient dix-huit jours. Depuis, il nous a suffi, pour le prolonger, de refaire de loin en loin une injection et si, le 93e jour après la dernière ponction, nous en pratiquons une nouvelle, c'est en dehors de toute urgence, la malade ayant la pleine facilité de ses mouvements et, suivant sa propre expression, « ne sentant plus son ventre ». Nous voulons tenter seulement d'assécher complètement et définitivement la cavité abdominale.

Quant à la diurèse, elle ne nous a pas fourni de modifications nettes. Il est vrai que nous n'avons pu obtenir de la malade qu'elle ne perde pas une certaine quantité de ses urines en allant à la garde-robe. D'autre part il est à noter que l'autothérapie a empêché l'augmentation du poids, mais ne l'a pas fait diminuer, donc a empêché la production de nouveau liquide, mais non la résorption de celui déjà existant.

En même temps l'état général s'est notablement amélioré. Sous l'influence des 5 litres 300 de liquide ascitique introduits dans la circulation en l'espace de trois à quatre mois, les forces sont revenues, le visage est rose et reposé ; enfin on note une augmentation quantitative des globules sanguins :

ÉPOQUE DES NUMÉRATIONS	Globules rouges	Globules blancs
Après 10 injections (29 novembre).....	3.703.000	3.750
Après 14 injections (14 janvier).......	4.760.000	4.160
Après 17 injections (16 février)	4.950.000	4.800
Nota. — Ces numérations ont toutes été faites à plusieurs jours des injections pour éviter les causes d'erreur.		

Pendant toute la durée du traitement autothérapique la malade avait été maintenue au même régime alimentaire, lacto-végétarien et déchloruré, qui avait été institué dès son entrée à l'hôpital, à savoir : par jour, deux litres de lait, deux potages au lait, un peu de purée de pommes de terre sans sel. Donc de ce chef point de cause d'erreur pour l'appréciation des résultats. Mais, vers le milieu du mois de mai, quatre mois et demi après le début du traitement, elle reprend l'alimentation ordinaire. L'effet ne se fait pas attendre ; l'ascension de la courbe des poids recommence aussitôt et, vingt-cinq jours après cet essai, une ponction évacuatrice est de nouveau nécessaire. Quelques jours plus tard la malade quitte l'hôpital, promettant de se remettre au régime qu'elle n'aurait pas dû abandonner.

Sans vouloir en rien forcer les faits, il est impossible de ne pas tirer de cette observation certaines conclusions :

1° L'autothérapie ascitique par injections massives intraveineuses a produit une action que n'avait pu produire l'autothérapie sous-cutanée à doses minimes, toutes conditions étant égales par ailleurs ;

2° Cette action s'est caractérisée essentiellement par un arrêt dans la formation du liquide ascitique et un relèvement manifeste de l'état général ;

3° L'association au traitement autothérapique du régime lacto-végétarien et déchloruré a été une condition nécessaire pour que cette action se produise ; l'action a cessé avec l'abandon du régime.

Mais l'autothérapie ascitique par injections massives intraveineuses n'a pas toujours le même succès. L'observation suivante en est la preuve, où cette méthode n'a pu enrayer la formation du liquide. (Il est vrai que la malade, moins docile que la précédente, ne s'est pas aussi exactement pliée au régime alimentaire utile et que, plusieurs fois, nous l'avons surprise y faisant en cachette des infidélités.) Malgré tout, même dans ce cas, une série de constatations nous permettent d'affirmer que l'autothérapie n'a pas été sans action aucune.

Obs. — Mme M..., 54 ans, ménagère. Entrée à l'Hôtel-Dieu, salle Sainte-Anne, le 14 décembre 1910.

Histoire de la maladie. — Il y a deux ans, la malade a eu à plusieurs reprises des épistaxis et des otorragies. Ces accidents ne se sont pas reproduits depuis lors ; mais, à partir du mois de mars 1909, son ventre a commencé à grossir, en même temps que se manifestaient des troubles gastro-intestinaux (coliques, crises de diarrhée).

Antécédents. — Mari valide. Trois enfants également bien portants. Jamais de fausses couches.

N'accuse comme maladies antérieures que deux poussées rhumatismales, vers l'âge de 19 ans, et, en 1908, une poussée d'eczéma qui a été traitée à l'hôpital Saint-Louis et dont il ne reste plus trace à l'heure actuelle.

A toujours été bien réglée au cours de sa vie génitale. Ménopause à 49 ans. Pas d'éthylisme avoué.

Examen de la malade. — Caractères cliniques d'une cirrhose de Laënnec :

Ascite libre, avec circulation collatérale assez marquée.

Après évacuation du liquide, foie atrophié et rate grosse.

Varicosités au niveau de la face.

Urines troubles et rares (de 800 à 1.000 centimètres cubes).

Injection intra-péritonéale à deux cobayes de 20 centimètres cubes de liquide ascitique : négative.

Par contre, *réaction de Wassermann* positive. Ce résultat que rien ne laissait présager, ni dans les anamnestiques de la malade, ni dans son état actuel, n'a pas été sans nous surprendre. Cependant l'épreuve, faite à plusieurs reprises, a toujours donné le même résultat. Par contre, la réaction n'a pas été trouvée dans le liquide d'ascite.

Traitement. — Une première paracentèse ayant évacué 12 litres 1/2 de liquide, la malade est mise au régime lacté (1), qu'elle prétend mieux supporter que le régime déchloruré. Une série de cinq injections intraveineuses du liquide ascitique, retiré par la ponction évacuatrice et conservé en ballons stériles, est instituée aux doses de 300 centimètres cubes la première fois et de 500 centimètres cubes les fois suivantes, à des intervalles variant de trois à sept jours. Malgré le traitement, la courbe des poids s'élève, mais avec des oscillations qui la font certains jours s'abaisser de plusieurs centaines de grammes, pour remonter ensuite.

Au bout de trente-quatre jours, une seconde paracentèse est nécessaire, laquelle évacue 11 litres de liquide.

(1) Nous avons noté plus haut avoir eu la preuve, à plusieurs reprises, qu'elle faisait en cachette des infidélités à ce régime.

Entre les deux ponctions, la moyenne d'augmentation de poids quotidienne a été de 246 grammes.

Une seconde série d'injections est faite, dont certaines s'élevant jusqu'à 900 centimètres cubes de liquide, le régime alimentaire demeurant le même. Mêmes oscillations et moyenne d'augmentation de poids quotidienne de 146 grammes.

Après la troisième ponction, la malade ne veut plus se soumettre à aucun régime et mange des viandes rôties et des légumes cuits. La courbe des poids ne subit plus d'oscillations et la moyenne d'augmentation quotidienne, malgré la continuation des injections, s'élève à 1.035 grammes. Une quatrième paracentèse s'impose, dix jours à peine après la précédente.

Dès lors, nous cessons définitivement toute autothérapie, mais la malade se remet au régime lacté. Entre les ponctions évacuatrices qui s'imposent par la suite, à des intervalles de vingt-six et de vingt-sept jours, la moyenne d'augmentation de poids quotidienne est d'abord de 419 grammes, puis de 396.

La malade quitte l'hôpital le 30 mars, après une sixième ponction.

En somme, dans ce cas, le résultat thérapeutique de l'autothérapie ascitique par doses massives intraveineuses a été négatif, et dans cet échec interviennent sans doute les écarts dans le régime alimentaire, peut-être la nature spéciale et restée douteuse de la cirrhose hépatique (pas d'antécédents éthyliques avoués, réaction de Wassermann positive). Cependant, même à ce point de vue, on peut penser que la méthode n'a pas été sans action sur la formation du liquide, ainsi qu'en témoigne le tableau suivant qui résume l'observation.

Autothérapie et régime lacté.	Moy. d'augmentation de poids quotidienne.	246 gr. (entre 1re et 2e ponct.) 146 gr. (— 2e et 3e —)
Autothérapie ; cessation du régime lacté.	id.	1.035 gr. (— 3e et 4e —)
Régime lacté ; cessation de l'autothérapie.	id.	419 gr. (— 4e et 5e —) 398 gr. (— 5e et 6e —)

Mais la méthode autothérapique a eu encore d'autres conséquences ; la numération globulaire nous a en effet fourni des résultats intéressants, qui sont mentionnés dans le tableau suivant :

ÉPOQUE DES NUMÉRATIONS	Globules rouges	Globules blancs
Avant toute injection	3.910.000	4.900
2 heures 1/2 après la 2e injection. .	2.480.000	4.600
48 heures après la 2e injection . . .	4.760.000	3.400
7 jours après la 2e injection. . . .	3.800.000	4.500
3 jours après la 3e injection. . . .	4.608.000	6.200
3 jours après la 6e injection. . . .	3.950.000	4.200
3 jours après la 7e injection. . . .	3.900.000	4.100
8 jours après la 9e injection. . . .	3.040.000	3.900

Ainsi donc les premières injections, après avoir durant les premières heures abaissé le nombre des globules, tant rouges que blancs, évidemment par dilution du sang, augmentaient nettement ce nombre ; mais cette augmentation n'était que passagère et, au bout de quelques jours, le chiffre revenait à ce qu'il était auparavant.

Dans notre première observation au contraire, nous avions constaté une augmentation persistante du nombre des globules, provoquée par l'autothérapie. Cette différence est bien en rapport avec la différence d'action à l'égard de la formation du liquide ascitique dans les deux cas.

Au bout d'un certain temps, lorsque l'autothérapie n'a plus eu aucune action sur la courbe de poids, elle a cessé également d'influencer le taux globulaire. Et finalement, avec l'atteinte progressive de l'état général, ce taux est tombé au-dessous de ce qu'il était au début.

A aucun moment nous n'avons noté des modifications de la formule leucocytaire.

VALEUR PRATIQUE DE L'AUTOTHÉRAPIE ASCITIQUE

Les faits exposés, cherchons à en déduire, tant d'après les auteurs que d'après notre expérience personnelle, ce qu'il en peut rester au point de vue de la pratique thérapeutique.

§ 1. — **Technique.**

La technique de l'autothérapie ascitique comprend deux méthodes différentes :

1° **Méthode des petites injections sous-cutanées.** — Elle se pratique en retirant par ponction, de la cavité abdominale, au moyen d'une seringue de verre, une quantité de liquide variant de 3 à 10 centimètres cubes ; puis, après s'être assuré que ce liquide n'est pas purulent, à le réinjecter sous la peau sans retirer complètement l'aiguille, mais en la retirant seulement jusqu'au tissu cellulaire sous-cutané et en l'inclinant à ce moment. On peut aussi d'ailleurs pratiquer l'intervention en deux temps et injecter la sérosité en un point voisin.

2° **Méthode des injections massives sous-cutanées** (Castaigne) **ou intraveineuses** (Sicard et Galup). — Elle consiste dans l'injection de quantités de liquide pouvant varier de 200 à 1.000 centimètres cubes, mais qu'il semble suffisant dans tous les cas de limiter à un maximum de 500 centimètres cubes. Deux pratiques différentes peuvent être utilisées :

soit l'inoculation à chaque fois de liquide tout fraîchement retiré, au moyen d'un petit trocart ou d'une aiguille de fort calibre, (dans ce dernier cas on pourra avec avantage faire l'aspiration au moyen d'un appareil Potain) ;

soit l'utilisation du liquide retiré aseptiquement à l'occasion d'une ponction évacuatrice et conservé en ballons stériles et hermétiquement bouchés, chaque ballon ne devant servir que pour une seule injection.

Cette dernière méthode a l'avantage d'éviter au malade l'ennui répété des ponctions abdominales, mais elle expose, dans des conditions que nous n'avons pas pu exactement déterminer (contamination ou modification chimique du liquide ?) à des phénomènes de réaction générale, frisson pouvant durer près d'une heure, élévation de température à 39° ou 40°, pouls à 120 ou 130, sensation accentuée de malaise, tous accidents qui ne persistent pas en tous cas au-delà de quelques heures. Les inoculations de liquide frais au contraire ne donnent lieu le plus souvent à aucune réaction générale, tout au plus à de légers frissons et à une élévation très passagère de température. Aussi leur donnons-nous la préférence, l'usage local de la novocaïne réduisant d'ailleurs au minimum les désagréments de l'intervention.

L'injection intraveineuse se pratique suivant les règles ordinaires, par la veine brachiale, le ballon étant tenu à 1 mètre environ au-dessus du plan du lit et relié à l'aiguille par un tube en caoutchouc avec index de verre.

Quelle que soit la méthode employée, petites injections sous-cutanées ou injections massives intraveineuses, deux conditions devront être réalisées :

a) La répétition des injections à des intervalles variant de deux à sept jours ;

b) L'association à l'autothérapie du régime lacté ou déchloruré. C'est là une condition adjuvante, essentielle au succès de la méthode.

§ 2. — Indications et contre-indications.

L'autothérapie a été tentée dans les cas d'ascite les plus divers. Il en est cependant, comme les cas d'ascite cancéreuse, où l'on peut manifestement en épargner la peine au malade. Mais la seule contre-indication formelle est la purulence du liquide.

Par contre les deux méthodes, de petites injections sous-cutanées et d'injections massives intraveineuses, nous paraissent avoir chacune leurs indications propres.

La méthode des petites injections sous-cutanées peut dans tous les cas être la première essayée. Elle nous paraît le plus souvent vouée à un échec complet dans les cas d'ascite par cirrhose de Laënnec. Par contre elle est la seule autorisée dans les cas d'ascite tuberculeuse. Il y a souvent avantage à l'y associer à d'autres interventions, laparotomie, protéolyse.

La méthode des injections massives intraveineuses peut, dans les cas d'ascite par cirrhose de Laënnec, réussir après échec de la méthode précédente. Elle est contre-indiquée de la façon la plus formelle dans les cas d'ascite tuberculeuse, où elle contribuerait puissamment à la généralisation de l'affection. D'où une précaution, capitale à notre avis, et qui doit être prise préalablement à toute injection : c'est le contrôle de la nature bacillaire ou non bacillaire de l'épanchement, pour lequel nous ne connaissons qu'un procédé pratique et qui est aussi le plus sûr, l'injection au cobaye.

Une autre contre-indication pourrait être tirée de l'imperméabilité rénale, car dans ce cas « les substances toxiques, que devrait contenir l'urine, passent dans l'épanchement pleural » (Castaigne).

§ 3. — Accidents.

En dehors des accidents évitables que nous venons de signaler, *réaction générale* que peut provoquer l'injection massive intraveineuse de liquide conservé, *tuberculisation* à laquelle donneraient lieu sûrement ces injections massives, si l'on avait l'imprudence de les pratiquer dans les ascites tuberculeuses, l'autothérapie ascitique paraît être une méthode d'une remarquable innocuité (1).

Seul Pron a signalé un accident local, consistant en un *œdème dur* de tout le côté droit, sans rougeur de lymphangite, ayant duré quelques jours.

Cette innocuité d'ailleurs n'est pas pour nous surprendre, du moins en ce qui concerne le liquide d'ascite par cirrhose de Laënnec, Le Play ayant montré récemment (2)

---

(1) Dans la thèse de Mlle Zolotareff (pages 131-132), on trouve cependant relatés, au passif il est vrai de l'autothérapie pleurale sous-cutanée, pratiquée suivant la technique ordinaire, deux accidents, l'un de tuberculose locale (Oppenheim et Crépin), l'autre attribué à un choc anaphylactique (Barré).

(2) Le Play. *Soc. de Biol.*, séance du 26 nov. 1910. Pages 457-459 des comptes rendus.

que les injections répétées chez le lapin de solutions iso-
toniques de ce liquide sont moins nocives que celles de
sérum physiologique, (ce qui ne signifie pas d'ailleurs
qu'elles sont parfaitement supportées par l'animal).

§ 4. — **Résultats**.

Les observations faites par les auteurs et par nous-
même permettent d'affirmer que l'autothérapie ascitique
possède une action réelle. Le fait a cependant été contesté
et certains n'ont voulu voir dans les résultats obtenus que
des coïncidences ou un effet propre aux ponctions répétées. Mais des coïncidences ne peuvent expliquer par exemple une diurèse succédant aux injections et ne se produisant qu'à leur occasion, comme le fait est souvent relaté ;
quant à l'action propre des ponctions, elle a dans plusieurs
cas été négative, jusqu'au moment où ces ponctions ont
été suivies de réinjection du liquide.

Quelle est donc cette action de l'autothérapie ascitique ?

1° Est-ce une action curative, s'adressant à la cause même
des accidents ?

En ce qui concerne les ascites par cirrhose, il n'est pas
douteux qu'il n'en est rien. L'évolution, dans les cas les
plus favorables, le prouve surabondamment. C'est, dans
le cas princeps d'Audibert et Monges, la mort se produisant quelques mois après la rétrocession des accidents ;
c'est, dans le cas de Limouzi, la persistance des signes
d'insuffisance hépatique, atrophie du foie, teint subictérique, épistaxis, crises de diarrhée ; c'est, dans notre pre-

mière observation, l'ascension de la courbe des poids recommençant avec l'abandon du régime déchloruré. Nous pourrions ainsi multiplier les exemples. Nul doute donc que, si l'on cherchait systématiquement, avant et après le traitement, les signes d'hypertension portale tels que l'opsiurie et ceux d'insuffisance hépatique fournis par les épreuves de la glycosurie et de l'ammoniurie alimentaires, par la recherche du taux de l'urée et de l'ammoniaque dans les urines, etc., on ne les trouverait pas modifiés.

En ce qui concerne l'ascite tuberculeuse, la question est plus délicate, comme nous le verrons en étudiant le mécanisme de la méthode. Toutefois le fait, maintes fois constaté, dans les cas d'autothérapie pleurale, (où les observations sont plus nombreuses), de tuberculose ayant continué à évoluer après la résorption du liquide, nous rend sceptique à l'égard de guérisons réelles produites par l'autothérapie ascitique.

2° *L'action de la méthode consiste donc purement dans la modification de certains symptômes.*

Étudions chacune de ces modifications en particulier. Il en existe d'immédiates : *la diurèse* principalement. Ce symptôme est signalé dans tous les cas favorables, tant d'autothérapie ascitique que d'autothérapie pleurale. Il a même pour Audibert une importance si grande que cet auteur conclut ainsi : « Lorsque la méthode est positive, elle provoque immédiatement une polyurie intense qui se maintient pendant que diminue l'exsudat. Mais il peut y avoir polyurie sans que l'exsudat diminue pour cela. » Cependant, dans nos cas personnels, la diurèse n'a pas été manifeste, sans qu'il y ait cependant diarrhée compensatrice. En général, toujours d'après Audibert, la diurèse ne se manifeste pas au maximum le jour même de l'injection, mais vingt-quatre heures après.

Quant aux résultats médiats de l'autothérapie, ils consistent en modifications de l'épanchement et en modifications de l'état général.

La *résorption de l'épanchement* est le phénomène qui a le plus intéressé les expérimentateurs. Nous avons vu combien, suivant les cas, les résultats sont différents, ce qui est bien en rapport avec l'extrème variété des causes. Au point de vue pratique, nous croyons pouvoir conclure que les cas sont assez rares où l'autothérapie provoque cette résorption ; mais, comme il est impossible, dans l'état actuel de nos connaissances, de préjuger de ces cas, nous estimons légitime d'essayer toujours la méthode, quelle que soit la variété pathologique à laquelle on ait affaire. D'ailleurs, comme dans notre première observation, l'épanchement peut ne pas se résorber mais devenir stationnaire, ce qui est déjà un résultat appréciable.

C'est en général, comme pour la diurèse, vingt-quatre heures ou quarante-huit heures après l'injection que se produit la modification du poids.

Quant à l'*amélioration de l'état général*, elle est manifeste dans certains cas, comme par exemple chez la malade de notre première observation.

Audibert et Monges mettent cette amélioration sur le compte d'une récupération par les tissus d'une partie des principes producteurs d'énergie vitale, qui resteraient inutilisés dans le liquide ascitique, n'étant pas absorbés par l'organisme. Comme toutefois la méthode des petites injections sous-cutanées qu'ils ont seule employée, ne permet que la récupération d'une partie infime de ces produits, ils admettent que ceux-ci agissent « en engendrant des réactions bienfaisantes dans l'intimité des tissus ». Si nous les comprenons bien, ils assimilent ainsi l'action du liquide ascitique introduit dans la circulation à celle de certains médicaments, tel par exemple l'arsenic, qui, bien qu'introduit à dose très faible dans l'organisme « peut y jouer un rôle considérable en participant à des actes intimes mais nécessaires de nutrition cellulaire » (Richaud). Nous choisissons à dessein cette comparaison, l'augmentation du nombre des hématies que nous avons pour notre part constatée à la suite des injections autothérapiques nous rappelant celle qu'ont notée Widal et Merklen à la suite d'injections de cacodylate de soude (1). Cependant, comme le remarque Mlle Zolotareff, le fait d'admettre, en raison de l'ascite, une déperdition d'énergie vitale cadre mal avec l'opinion si vraisemblable de Gilbert et Philibert (2), pour qui la résorption constante du liquide péritonéal compenserait sa transsudation continue au niveau du système porte. A ce point de vue, nos injections massives intraveineuses rendraient mieux compte des modifications de l'état général.

---

(1) Widal et P. Merklen. Action de la médication cacodylique : *Bull. de la Soc. de Méd.*, 2 mars 1900, p. 233.

(2) Gilbert et Philibert. Le liquide ascétique est-il circulant ou stagnant? *Soc. de Biol.*, n° 6, 1910.

IMPORTANCE THEORIQUE DES FAITS OBSERVÉS

Si, au point de vue pratique, l'autothérapie ascitique nous semble présenter un intérêt assez restreint, du moins s'appuie-t-elle sur un certain nombre de faits, dont il ne nous semble pas inutile de rechercher le mécanisme. On conçoit en effet qu'une explication, bien élucidée, des modifications apportées à la formation du liquide péritonéal dans ce cas particulier fournirait sa contribution à l'étude, encore si obscure, de la pathogénie générale des ascites. C'est ce qu'ont pensé du reste la plupart des auteurs qui ont publié des cas plus ou moins favorables à la méthode ; aussi ont-ils accumulé les hypothèses.

Nous allons d'abord chercher à synthétiser les principales de leurs explications. Après quoi nous exposerons les recherches personnelles que nous avons tentées à ce sujet.

HYPOTHÈSES BIOLOGIQUES ET MÈCANIQUES

Les théories pathogéniques, émises au sujet. de l'auto-thérapie ascitique, peuvent se grouper en deux catégories :

1° *Théories biologiques* attribuant à la méthode une action curative sur la cause même de la maladie dont l'ascite constitue un symptôme ;

2° *Théories mécaniques* n'attribuant à cette méthode qu'une action modificatrice sur le seul symptôme ascite.

A. — THÉORIES BIOLOGIQUES.

L'hypothèse de propriétés biologiques particulières, appartenant aux épanchements des séreuses et susceptibles dans certaines conditions d'exercer une action curative sur la cause même des épanchements et secondairement sur ces épanchements eux-mêmes, a été appliquée principalement à l'autothérapie pleurale, que son promoteur, Gilbert (de Genève), réservait, nous l'avons vu, au traitement des exsudats bacillaires.

D'après Gilbert, dans ces premiers travaux, et, avant lui, d'après Debove et Rémond, l'exsudat tuberculeux contiendrait un produit analogue à la tuberculine, une sorte de tuberculine atténuée ; et c'est ce produit qui, injecté dans la circulation générale, aurait un pouvoir curatif.

En faveur de cette hypothèse, ses partisans invoquent les élévations thermiques qui se produiraient après injection chez les sujets tuberculeux, non chez les sujets indemnes de bacilles de Koch.

Entrant plus avant dans le mécanisme intime du phénomène, et pour expliquer les alternatives de succès et d'insuccès obtenus par les expérimentateurs, J. Courmont (1) admet que, pour être curatif, le liquide injecté doit présenter diverses propriétés. Il doit être en effet *agglutinant, bactéricide, non anaphylactisant*. La possibilité de telles propriétés a été prouvée par lui, en ce qui concerne les liquides pleuraux, par les constatations suivantes :

1° Les liquides des pleurésies tuberculeuses sont agglutinants pour les cultures homogènes ; ils le sont plus ou moins suivant que les cas sont curables ou mortels (séro-pronostic des pleurésies tuberculeuses) ;

2° Dans certains liquides pleuraux tuberculeux les bacilles de Koch vivent mal ou pas du tout, alors qu'ils vivent très bien dans des liquides non tuberculeux ;

3° Les liquides pleuraux tuberculeux sont toxiques pour le cobaye s'ils sont injectés par petites doses fractionnées à quelques jours d'intervalle, non si une dose plus forte est injectée en une seule fois.

Or les propriétés agglutinantes, bactéricides, non anaphylactisantes n'existeraient dans les liquides pleuraux tuberculeux qu'à une certaine période de la pleurésie, lors-

(1) J. Courmont. *Soc. médic. des hôp. de Lyon*, 18 janvier 1910.

que « la séreuse a favorisé son effort défensif, a révélé ses anticorps spécifiques ». Au début au contraire, à la période d'augment, l'exsudat présenterait des propriétés inverses et son injection sous-cutanée ne peut être qu'inutile, sinon néfaste.

On ne peut toutefois s'empêcher de remarquer que de telles conclusions ne s'accordent pas toujours avec les constatations cliniques des auteurs.

La théorie biologique de Gilbert n'a pas été unanimement acceptée. Mlle Zolotareff, dans sa thèse, en fait une critique serrée. En premier lieu, elle discute l'existence réelle dans les sérosités d'une tuberculine, les injections d'une part ne s'accompagnant pas toujours de réaction fébrile, d'autre part la réaction de fixation, pratiquée par divers auteurs (Widal et Lesourd, Wassermann, Citron, Brucke, Morgenroth, Bezançon et de Serbonne), dans le but de demontrer la présence d'anticorps tuberculeux dans le sérum sanguin des bacillaires, étant loin de se montrer toujours positive ; sans doute en serait-il de même si ces expériences étaient faites avec des exsudats pathologiques. D'ailleurs, en admettant même l'existence de tuberculine dans ces exsudats, Mlle Zolotareff se demande si l'on devrait conclure à son pouvoir curatif, ce qui met en question une fois de plus le pouvoir curatif des tuberculines en général.

De son côté, Audibert oppose à la théorie de Gilbert, d'une part la similitude d'action de l'autothérapie, quel que soit l'épanchement auquel on ait affaire, tuberculeux ou non tuberculeux, voire même exsudatif ou transsudatif, d'autre part le fait souvent constaté par les auteurs que la méthode n'a pas guéri les malades de leur tuberculose, laquelle a continué à évoluer.

Quoi qu'il en soit, si la théorie de Gilbert pouvait expliquer la résorption des épanchements tuberculeux de la plèvre « par la formation de substances de défense, d'anticorps spécifiques, qui aideraient à neutraliser la toxine virulente et à limiter le processus tuberculeux envahissant » (Gaultier), il devenait plus malaisé d'interpréter à sa lumière la résorption des épanchements d'autre siège et d'autre nature, lorsque la méthode eût subi l'extension et la généralisation que l'on sait.

Sans doute, en ce qui concerne l'autothérapie dans la péritonite tuberculeuse à forme exsudative, l'application de cette théorie était facile; c'est elle effectivement qu'invoque P. Carbou dans sa thèse.

Mais comment la concilier avec les résultats obtenus dans les ascites cirrhotiques par exemple? C'est ce qu'ont tenté divers auteurs.

Ainsi Limouzi écrit : « Dans les épanchements non tuberculeux, il est possible qu'il existe des substances douées de vertus curatives comme dans les exsudats tuberculeux. Ne faudrait-il pas conclure, comme on l'a déjà dit, que les ascites cirrhotiques ne sont pas exclusivement dues à la compression des ramifications portales par la sclérose intra-hépatique, mais surtout aux altérations péritonéales? En d'autres termes, ne faudrait-il pas considérer l'ascite de la cirrhose alcoolique comme une manifestation infectieuse et toxique plutôt que comme une manifestation mécanique et passive (1)? »

De même Roger et Chauvin concluent « qu'il leur pa-

---

(1) On sait d'ailleurs que la tendance actuelle est d'attribuer une origine tuberculeuse à nombre de cirrhoses de Laënnec typiques.

raît rationnel de rapprocher l'autothérapie ascitique de la méthode de Gilbert dont, en somme, elle dérive ». « L'injection à un ascitique de sa propre ascite, suggèrent-ils, ne pourrait-elle pas provoquer, dans cet organisme, la production d'antitoxines susceptibles de combattre l'infection, cause de cette ascite. » Mais, moins généralisateurs que Limouzi, ils admettent l'existence d'ascites infectieuses,(telles les observations, publiées à la fin de ce travail, de Jeunet, concernant une ascite par symphyse cardiaque tuberculeuse et d'Audibert, concernant une ascite par hépatite post-variolique), et d'ascites purement mécaniques (telle la leur) ; d'où succès de la méthode dans le premier cas, insuccès dans le second.

Enfin Gilbert lui-même, abandonnant sa théorie strictement spécifique, mais continuant à admettre l'existence d'un processus biologique, pense aujourd'hui (1) que l'exsudat injecté agit en déterminant un appel leucocytaire intense « qui, par son apport plus considérable d'alexines dans un milieu riche en sensibilisatrices, entrave, arrète la marche du processus infectieux en augmentant les moyens de défense naturels de l'organisme ».

Seulement ce sont là pures hypothèses qu'aucune preuve ne corrobore.

B. — Théories mécaniques.

Promoteur de l'application de la méthode autothérapique aux épanchements de toute origine, tant aux transsudats qu'aux exsudats, Audibert a aussi été le premier à

______

(1) Gilbert. *Rév. méd. de la Suisse romande*, janv. 1910.

émettre l'hypothèse d'une action purement mécanique, pouvant s'appliquer à tous les cas indifféremment. C'est aussi à une théorie mécanique que s'est rallié Le Play. L'opinion de ces auteurs peut se résumer en un mot : « L'autothérapie est une polyurie provoquée. »

Et voici comment les choses se passeraient :

Le liquide épanché dans une séreuse est d'une grande richesse en sels, urée, chlorures, etc., en extraits éthérés alcooliques et aqueux, en gaz, en matières albuminoïdes, en cellules, globules blancs ou autres, en corps chimiques indéterminés issus des réactions protoplasmiques : c'est donc, par rapport au sérum sanguin, un liquide hypertonique.

Or il est prouvé que l'urée, le chlorure de sodium, les solutions hypertoniques, etc., introduits, même à faible dose dans la circulation, sont diurétiques,(travaux de Munk, de Charrin et de Desgrez, etc.) ; l'injection de liquide ascitique amorce donc la diurèse.

De ce fait il y a trouble de la tension osmotique du sérum sanguin, par concentration moléculaire. Et cette tension osmotique ne peut revenir à son état normal que suivant un seul mode, la dilution sanguine par appel d'eau, d'après le mécanisme régulateur mis en évidence par Achard.

Cette dilution se fait tout naturellement aux dépens de l'épanchement.

Donc deux conditions sont nécessaires pour que puisse agir la méthode autothérapique :

1° L'intégrité du rein, permettant la diurèse ;

2° L'intégrité, au moins partielle, de la séreuse, permettant la résorption de l'épanchement.

Cette théorie de la diurèse provoquant la résorption de

l'épanchement est séduisante. Pourtant elle est passible d'un certain nombre d'objections :

a) Si l'injection de liquide ascitique agit comme diurétique, il est d'autres médications, d'un emploi plus aisé, qui devraient produire le même résultat. Or l'injection réussit parfois où ces médications ont échoué.

b) Il est des cas, notre observation en est la preuve, cas rares il est vrai, où l'autothérapie agit sans provoquer de diurèse franche.

ROLE DE LA TENSION SUPERFICIELLE

En présence de l'insuffisance des hypothèses émises par les auteurs pour expliquer l'action de l'autothérapie ascitique, nous avons fait dans ce sens un certain nombre de recherches. C'est le résultat de ces recherches que nous allons exposer maintenant. Nous entendons bien d'ailleurs en limiter la portée aux cas que nous avons étudiés, cas d'ascite par cirrhose de Laënnec, sans prétendre qu'ils s'appliquent indifféremment à tous les autres.

I. — Bien qu'une théorie mécanique nous parût, comme à Audibert, plus susceptible d'expliquer les résultats de l'autothérapie dans une variété d'ascite qui, malgré tout, semble principalement ressortir de troubles mécaniques, nous avons voulu éliminer une hypothèse, à la rigueur admissible : l'existence d'un pouvoir précipitant du liquide ascitique à l'égard du sérum sanguin, entraînant la possibilité de modifications dans la transsudation de ce sérum en un point quelconque du système porte, peut-être au niveau de ses origines radiculaires.

A cet effet nous avons préparé *in vitro* des mélanges divers de sérum et de liquide ascitique, (celui-ci préalablement défibriné pour éviter une cause d'erreur dans l'appréciation des résultats).

Le tableau suivant indique le protocole d'une de nos expériences :

N^{os} des tubes	MÉLANGES
1	Ascite non traitée : 25 gouttes + Sérum de la malade : 75 gouttes
2	— 50 — + — 50 —
3	— 75 — + — 25 —
4	Ascite traitée : 25 gouttes + Sérum de la malade : 75 —
5	— 50 — + — 50 —
6	— 75 — + — 25 —
7	Ascite traitée : 25 gouttes + Sér. d'un suj. normal 75 —
8	— 50 — + — 50 —
9	— 75 — + — 25 —

Après vingt-quatre heures de séjour à l'étuve à 37°, nous examinions si dans certains des mélanges s'étaient formées des précipitines. Nous n'avons jamais rien constaté de positif à ce point de vue.

II. — Nous avons alors recherché si, suivant l'hypothèse d'Audibert, les résultats de l'autothérapie ne pouvaient pas s'expliquer par des modifications osmotiques ; mais si, contrairement à cet auteur qui admet que ces modifications sont secondaires à la diurèse, elles ne pouvaient pas se produire primitivement.

On sait, d'après les recherches récentes de Gilbert et Philibert (1), qu'il semble exister dans les cas d'ascite une résorption constante du liquide compensée par une transsudation continue, en un mot que le liquide ascitique est circulant et non stagnant et que l'ascite constitue un processus de suppléance à l'hypertension portale.

____

(1) GILBERT ET PHILIBERT. *Loco citato.*

Dès lors il nous paraît légitime de supposer que l'augmentation de la quantité de liquide dans la cavité péritonéale peut s'expliquer, suivant la rapidité du phénomène, soit par un défaut de concordance entre la vitesse de résorption et celle de transsudation, soit par une véritable interversion du courant osmotique, interrompant la circulation.

L'action de l'autothérapie serait ainsi, soit d'augmenter la vitesse du courant osmotique, soit, s'il est renversé, de le rétablir dans son sens normal.

Or trois conditions régissent les phénomènes d'osmose (1) :

1° La nature de la membrane cellulaire ;

2° La tension osmotique des deux solutions situées de part et d'autre de la membrane, c'est-à-dire leur concentration moléculaire ;

3° La différence de tension superficielle entre les deux liquides, qui varie, non suivant la quantité, mais suivant la qualité des molécules.

L'autothérapie ne peut influer bien entendu sur la nature de la membrane.

Influe-t-elle sur la concentration moléculaire des liquides ? Elle le pourrait de deux façons : c'est à savoir en modifiant leur teneur respective soit en chlorures, soit en matières albuminoïdes.

Les modifications dans le taux des chlorures ne sont pas sans importance pour le traitement de l'ascite. Olmer et Audibert (2), et d'autres après eux, ont bien montré les

---

(1) Voir Lyon-Caen. Thèse de Paris, 1910, p. 42.

(2) Olmer et Audibert. Les chlorures dans l'ascite d'origine hépatique, *Marseille Médical*, octobre 1903, et *Soc. méd. des hôp. de Paris*, nov. 1903.

heureux effets dans ce cas de la cure de déchloruration.
Nous avons indiqué aussi l'utilité de l'association de cette
cure à la méthode autothérapique. Mais, quant à la méthode elle-même, elle ne modifie en rien la quantité de
chlorures contenus dans le sérum sanguin, mesurée par
leur élimination au niveau du rein. C'est ce qu'ont prouvé
les dosages effectués par Audibert et Monges d'une part,
par Roger et Chauvin d'autre part ; c'est ce que nous avons
vérifié nous-même. Des modifications dans le taux des
chlorures provoquées par l'autothérapie ne pourraient
d'ailleurs qu'être extrêmement transitoires, car on sait
que les chlorures ne font que passer dans le sang et ne
s'y accumulent pas.

Pour rechercher les modifications de teneur en matières
albuminoïdes, conjointement dans le liquide d'ascite et
dans le sérum sanguin, nous aurions pu employer la méthode des pesées ; mais c'est une méthode longue et minu-
tieuse, qui se prête mal à des examens en série. Aussi
avons-nous eu recours au procédé si simple de la réfrac-
tométrie, basé sur l'évaluation de la réfraction que subit un
rayon lumineux passant à travers une solution. Des tables
spéciales, dressées par Reiss (1) indiquent la teneur en
albumine correspondant aux divisions de l'appareil (2). La

(1) *Verh. d. 76. Versammlung deutscher Naturforscher und Arzte.* Bres-
lau, 1904, p. **36**. « Klinische Eiweissbestimmungen mit dem Refraktometer. »

(2) Le réfractomètre à immersion se compose essentiellement d'une lunette
dont l'oculaire est muni d'une échelle graduée ; à l'autre extrémité de la
lunette se trouve un prisme en verre résistant dont l'angle réfringent mesure 63°. A celui-ci est adjoint un second prisme dit prisme auxiliaire à
réflexion totale. C'est entre les deux prismes que l'on dépose la goutte du
sérum à examiner. L'appareil étant solidement et hermétiquement clos est
immergé dans une cuve à eau maintenue à une température constante de

valeur des résultats fournis par la méthode réfractométri-
que a été discutée. Mais les récentes recherches compara-
tives entreprises par Widal et ses élèves ont bien témoi-
gné de son exactitude moyennant certaines conditions
(coagulation du sérum obtenue normalement, examen pré-
coce, défaut d'évaporation des liquides) (1). Or, si la méthode nous a permis de constater des variations d'un jour
à l'autre dans la teneur en albuminoïdes, tant du liquide
d'ascite que du sérum sanguin, elle ne nous a montré
aucun parallélisme entre ces modifications et la courbe des
poids.

Restait l'hypothèse d'une modification des tensions superficielles. *Quand deux liquides sont de tension superficielle différente, c'est le corps dont la tension superficielle
est la plus faible qui se porte vers l'autre.* Donc, si l'hypothèse se vérifiait, nous devions trouver, dans les cas
d'augmentation de poids, une tension superficielle du sérum plus faible que celle du liquide ascitique et, dans les
cas de diminution de poids, un rapport inverse.

L'application de la théorie de la tension superficielle au
mécanisme de la résorption des exsudats et transsudats
a été soutenue par Traube, qui du reste a appliqué cette

17°5. Le rayon lumineux réfléchi par une glace placée à 45° au-dessous de
l'objectif se réfracte en traversant le sérum, d'où formation dans l'appareil
d'une plage sombre dont on peut apprécier très exactement l'étendue, grâce
aux graduations de l'échelle. La précision est encore augmentée par une vis
micrométrique annexée à l'oculaire permettant de lire les dixièmes de degrés
de l'échelle. On arrive ainsi à avoir des indices de réfraction à 6 décimales.

L'appareil dont nous nous sommes servis a été obligeamment mis à notre
disposition par M. le Dr Chassevant.

(1) Widal, R. Benard et Vaucher. *Sem. Médic*, n° 5, 1er févr. 1911.

même théorie à bien d'autres phénomènes physiologiques ou pathologiques (1). Les opinions de Traube concernant la tension superficielle ont été contredites en partie par Torœk (2). Enfin, en ce qui touche à la résorption des épanchements, Lyon-Caen écrit récemment (3) « qu'il n'a pu vérifier la donnée de Traube et qu'il a constaté que les liquides pleuraux ou ascitiques avaient toujours la même valeur de tension superficielle, quelle que soit leur nature et leur façon d'évoluer ».

Nous avons, pour rechercher les tensions superficielles de nos liquides, employé le stalagmomètre d'Iscovesco (4).

Ces tensions s'obtiennent en multipliant le nombre de gouttes d'eau distillée (N), fournies par un volume fixe,

(1) Traube. Die osmotische Kraft. *Pflug. Arch.*, t. CXXIII, octobre 1908.

Der Oberflæchendruck und seine Bedeutangen im organismus. *Pfluger's Arch.*, t. CV, 1904, p. 541, 559.

Zur Komplementfrage. *Bioch. Zeitschr.*, 1908, t. X, p. 380.

Ibid., 1908, t. X, p. 371.

Ibid., 1908, t. X, p. 392.

Die Theorie des Haftdruckes und ihre Bedeutung für die Physiologie. *Arch. f. die gesamte Physiol.*, t. CXXXII, p. 511, 1910.

(2) Torœk. *Zentralbl. f. Physiol.*, t. XX, p. 206-210, 1906.

(3) Lyon-Caen. *La tension superficielle*. Thèse de Paris, 1910, p. 46.

(4) Cet appareil, dont on trouvera la reproduction dans les comptes rendus de la Soc. de Biol., n° 31, 11 nov. 1910, p. 354, et qui n'est autre chose qu'un compte-gouttes de précision, présente, d'après son auteur, les avantages suivants :

1° Il permet de n'employer, si on le veut, qu'une petite quantité de liquide (1 c. c., 5 environ) ;

2° Il opère en vase clos, de sorte que la tension est prise dans un milieu saturé des vapeurs du liquide qu'on étudie ;

3° Il permet de recueillir le liquide étudié qui peut servir pour une analyse, ce qui n'est pas à dédaigner quand on ne dispose que d'une petite quantité ;

4° Il peut servir en même temps de viscosimètre ;

par la densité du liquide étudié (D′) et en divisant le produit obtenu par le nombre de gouttes de ce liquide (N,), fournies par un même volume.

$$\frac{N \times D'}{N'}$$

On transforme ensuite le chiffre obtenu en dynes centimètres en le multipliant par 75, qui est la valeur normale de la tension superficielle de l'eau distillée.

Voici les résultats que nous avons obtenus :

5° Il permet de mesurer la tension superficielle d'un liquide par rapport à un autre ;

6° L'écoulement est gradué par un robinet, ce qui permet en même temps le transport facile de l'appareil de l'endroit où on l'a chargé à l'endroit où on fait la mesure.

Malade de notre observation I

Poids	Eau distillée — Gouttes	Sérum sanguin				Liquide d'ascite			
		Gouttes	Densité	T. S. par rapport à l'eau	T. S. en dynes	Gouttes	Densité	T. S. par rapport à l'eau	T. S. en dynes
Augmentat. de poids de 1.500 gr. depuis la veille (22 nov)..... Injection de 500 cmc. (23 nov.). Diminution de poids de 1.000 gr. depuis la veille (25 nov.).....	77 77	82 1/2 80 1/2	1022 1025,41	0,9557 0,9869	71,67 74,01	80 1/2 79 1/2	1009,66 1013,99	0,65 7 0,9821	72,42 73,65
Augmentat. de poids de 600 gr. depuis la veille (21 févr.)..... Injection de 800 cmc. (22 févr.). Diminution de poids de 400 gr. depuis la veille (25 févr.).....	77 77	85 83	1024,04 1021,20	0,9276 0,9473	69,57 71,04	81 84	1008,95 1009,70	0,9591 0,9255	71,93 69,41

Donc, avant injection, et à deux reprises, tension superficielle du liquide d'ascite *supérieure* à celle du sérum sanguin, ce fait coïncidant avec une augmentation du poids de la malade ; après injection et coïncidant avec une diminution du poids, tension superficielle du liquide d'ascite *inférieure* à celle du sérum.

Malade de notre observation II

Poids	Eau dis-tillée — Gouttes	Sérum sanguin				Liquide d'ascite			
		Gout-tes	Densité	T. S. par r a p-port à l'eau	T. S. en dynes	Gout-tes	Densité	T. S. par r a p-port à l'eau	T. S. en dynes
Augmentat. de poids de 600 gr. depuis la veille (10 février)...	77	83	1032,7	0,9580	71,85	80	1015,05	0,9769	73,26
Injection de 500 cmc. (11 févr.).									
Continuat. de l'aug-mentation de poids (13 févr.).	76 1/2	81 1/2	1029	0,9659	72,44	80	1014,02	0,9698	72,73

Donc tension superficielle du liquide d'ascite *supérieure*
à celle du sérum sanguin après comme avant l'injection,
celle-ci n'ayant pas eu pour effet d'arrêter la formation
de l'épanchement. Cependant différence moindre entre
les deux tensions, qui arrivent presque à s'équilibrer.

Nous avons effectué les mêmes recherches chez d'autres
ascitiques, non soumis au traitement autothérapique, en
prenant leur poids pendant les deux jours précédant
l'épreuve. Les résultats dans leur ensemble ont concordé
avec les précédents.

Ainsi donc, il semble bien que *les modifications dans
la formation du liquide ascitique, produites par les injections intraveineuses à doses massives, sont fonction, en*

partie du moins, de modifications de la tension superfi-
cielle. Cependant nos constatations n'ont peut-être pas
été assez nombreuses pour établir cette règle d'une façon
indubitable.

En outre nous ne pouvons dire si les résultats produits
par les petites injections sous-cutanées sont passibles de
la même explication.

Nous devons d'ailleurs ajouter que quelques essais, tentés par nous, d'injections intra-péritonéales de substances
susceptibles d'abaisser la tension superficielle du liquide
d'ascite, dans l'espoir d'amorcer ainsi la résorption, n'ont
été suivis d'aucun résultat thérapeutique appréciable. Nous
avions eu recours dans ce but, soit à des injections d'alcool, soit à des injections d'une solution d'hémoglobine
préparée avec le sang même des malades.

Quant au mécanisme intime par lequel les injections
de liquide ascitique modifient la tension superficielle, il
nous demeure inconnu. Peut-être, conformément aux théories d'Iscovesco (1), sont-elles parallèles à des altérations
physico-chimiques des colloïdes.

(1) Iscovesco. La notion de l'isostalagmie. *Soc. de Biol.*, séance du 21 janv.
1911 (p. 93-95 des comptes rendus).

CONCLUSIONS

I. — L'autothérapie ascitique, méthode inspirée de celle de Gilbert (de Genève) pour le traitement des épanchements séreux de la plèvre de nature tuberculeuse, s'en différencie par son application aux ascites de toutes natures, tuberculeuses, cirrhotiques, asystoliques, etc., liquides tant d'exsudation que de transsudation.

Elle peut se pratiquer soit par petites injections sous-cutanées du liquide pathologique, soit par injections massives intraveineuses. La première méthode est applicable à tous les cas, mais ne paraît avoir guère d'influence sur l'ascite par cirrhose de Laënnec typique; la seconde, qui peut réussir là où la première a échoué, est en tous cas formellement contre-indiquée dans l'ascite tuberculeuse.

L'association à la méthode du régime lacté ou déchloruré paraît une condition adjuvante, essentielle à son succès.

L'autothérapie ascitique n'a pas d'action curative sur la cause même des accidents, mais seulement une action modificatrice de certains symptômes : à savoir de provoquer la diurèse, comme résultat immédiat, et, comme résultats médiats, d'empêcher la formation de nouveau liquide ou d'entraîner la résorption de celui déjà produit, ainsi que de relever l'état général.

Réduite même à ces indications, son action est souvent en défaut, sans que l'on puisse d'ailleurs, dans l'état actuel de nos connaissances, prévoir, avant l'emploi de la méthode, quel en sera le résultat final.

II. — Les explications qui ont été données touchant le mécanisme de l'autothérapie nous paraissent toutes sujettes à objections : Les théories biologiques qui la subordonnent à la formation dans la circulation générale d'anticorps plus ou moins spécifiques, si elles pouvaient à la rigueur s'appliquer à une méthode strictement limitée aux épanchements de nature tuberculeuse, s'accordent mal avec la généralisation de cette méthode aux épanchements de toute nature. De son côté, la théorie mécanique, qui la réduit à amorcer une diurèse, laquelle entraîne secondairement, dans un but d'équilibre physiologique, une résorption de l'épanchement, n'explique ni sa supériorité d'action dans certains cas sur les diurétiques les plus divers, ni son succès parfois (rarement, il est vrai), sans provocation de diurèse.

A ces théories, purement hypothétiques d'ailleurs de l'aveu même de leurs auteurs, nos recherches nous ont incité à substituer, du moins pour les cas que nous avons personnellement étudiés, un mécanisme basé sur des modifications réciproques des tensions superficielles du liquide ascitique et du sérum sanguin.

APPENDICE

(*Observations des auteurs*)

I. — Ascite par syndrome de Banti.

V. Audibert et F. Monges. *Presse médicale*, n° 10, 2 février 1910,
p. 81-82.

Une femme, âgée de 41 ans, se présente en janvier 1909, à
l'Hôtel-Dieu de Marseille, avec le syndrome complet de la *cirrhose de Laënnec* : ventre énorme, douloureux dans la région
hépatique, circulation collatérale à prédominance sus-ombilicale, ascite très mobile, pas de troubles digestifs, pas d'œdème
des membres inférieurs, léger souffle systolique mitral, teint
jaune anémique, adynamie. Ces phénomènes ont débuté deux
mois *après une variole* qu'elle eut en décembre 1906, et qui dura
trois semaines, sans complication. C'est, du reste, la seule tare
pathologique que nous trouvons dans son passé. Pas la moindre
trace d'éthylisme. Ses antécédents héréditaires sont nuls.

Donc, le 10 février 1907, brusquement, en bonne santé appa-
rente, hématémèse et mélæna qui ne s'accompagnèrent d'aucun
trouble digestif et ne laissèrent aucune suite ; trois mois après,
en mai 1907, ictère avec décoloration des fèces qui dura un mois.

En décembre 1907, deuxième hématémèse très abondante. La
malade se plaignait alors de suffocation. Elle conserva, par la
suite, de la pâleur du teint, mais pas de troubles généraux de
la santé.

En juillet, poussée hémorroïdaire. Pendant plus d'un an, rien.

En novembre 1908, nouvelles hématémèses. En décembre,
pour la première fois, le ventre grossit.

En janvier 1909, le volume de l'abdomen était tel qu'elle fut obligée d'entrer à l'hôpital.

Dix jours après, ponction abdominale copieuse : liquide citrin qui se reforme rapidement et nécessite une deuxième ponction dix jours après.

Les ponctions se répètent, ensuite, régulièrement, tous les quinze jours jusqu'à fin août, époque à laquelle nous commençons nos recherches.

Disons qu'en dépit de tout traitement les urines variaient entre 500 et 700 centimètres cubes par vingt-quatre heures; elles ne contenaient ni sucre, ni albumine.

Ajoutons encore que la malade a toujours eu une diarrhée abondante qui n'a jamais cessé.

Le 31 août, nous mettons la malade au régime lacté. Malgré cela, les urines sont rares et varient entre 400 et 800 grammes.

Le 3 septembre, dernière ponction et injection à un cobaye de 10 centimètres cubes de liquide ascitique ; deux mois après, ce cobaye était bien portant. D'ailleurs, l'ophtalmo-réaction fut négative.

Le 5 septembre, la malade qui mangeait un peu en cachette, est mise au régime lacté absolu.

Le 8 septembre, nous commençons les injections sous-cutanées abdominales de liquide ascitique.

Technique de la méthode. — Antisepsie de la peau, anesthésie au chlorure d'éthyle et ponction avec une seringue de Luër dans le flanc gauche de l'abdomen. Lorsque le ventre était peu tendu par suite de la diminution de l'épanchement, nous faisions appliquer les deux mains d'un aide sur la paroi abdominale que l'on déprimait fortement. Sans retirer complètement l'aiguille, nous réinjections le liquide dans le tissu cellulaire sous-cutané.

Nous n'avons jamais eu ni douleur, ni accident, ni réaction locale.

Résultats. — Bien que nous continuions à suivre cette malade, nous la prenons en ce moment, du 1er septembre 1909 au 15 novembre 1909, soit deux mois et demi.

Pendant cet intervalle de soixante-seize jours, nous avons fait douze injections de liquide ascitique, soit une injection *tous les six jours* environ. Nous avons commencé par *3* centimètres cubes, puis progressivement nous avons continué par *5* centimètres cubes, par *7* centimètres cubes, jusqu'à un maximum de *10* centimètres cubes que nous n'avons pas dépassé.

Lorsque nous avons fait la première injection, le 8 septembre, les urines étaient à 600 centimètres cubes; le lendemain, sans aucun traitement, elles atteignent 800 centimètres cubes. Le surlendemain, elles sont à 1.400 centimètres cubes; trois jours après, à 1.700 centimètres cubes.

La seconde injection fut faite ce jour-là, c'est-à-dire le 11 ; le lendemain, les urines étaient à 2.000 centimètres cubes, et le surlendemain à 2.100 centimètres cubes.

Il était extraordinaire que ce taux se maintint; les urines redescendirent, en effet, à 1.200 centimètres cubes.

Troisième injection : les urines remontent en six jours jusqu'à 1.700 centimètres cubes.

Quatrième injection : mêmes phénomènes et ainsi de suite pour toutes les autres injections.

Nous avons noté un fait un peu particulier : la polyurie ne s'est jamais manifestée, au maximum, le jour même de l'injection, sauf pour la première et la seconde. C'est ainsi qu'après la troisième injection, faite le 17 septembre, alors que les urines étaient à 1.500 centimètres cubes, on constata, le lendemain, et le sur-lendemain, que les urines étaient à 1.200 centimètres cubes. C'est seulement dans les trois jours suivants qu'elles atteignirent 1.700 centimètres cubes. De même, la quatrième injection fut faite le 24 avec 1.300 centimètres cubes d'urine, qui descendirent à 1.100 centimètres cubes le lendemain et remontèrent dans les trois jours à 1.700 centimètres cubes. Pour la cinquième, faite le 30, les urines, à 1.450 centimètres cubes, descendirent, le lendemain, à 1.200 centimètres cubes et remontèrent dans les cinq jours à 1.800 centimètres. Ainsi de suite, les mêmes phénomènes biologiques se reproduisirent.

Il semble donc qu'après une injection de 5 centimètres cubes de liquide ascitique, le rein ne répond pas tout de suite à l'incitation. Son activité n'apparaît que vingt-quatre heures après. Qui sait s'il n'y aurait pas là une méthode capable de rendre des services dans l'étude de l'insuffisance rénale? C'est un point que nous comptons étudier tout particulièrement.

Quoi qu'il en soit, un grand fait n'en persiste pas moins, savoir une *polyurie constante*. Une malade n'évacuant jusque-là que 500 à 800 centimètres cubes d'urine par jour éliminera, sous l'influence de notre traitement, une moyenne de 1.200 à 1.800 centimètres cubes.

La polyurie énorme des premiers jours ne s'est pas maintenue, cela s'explique aisément : il s'est fait d'abord une décharge, puis s'est établie une balance à peu près invariable. Mais jamais les urines ne sont redescendues au faible taux où elles se tenaient depuis des mois.

On peut dire, schématiquement, que la sérothérapie ascitique a fait passer les urines d'un demi-litre à un litre et demi. Tel est le fait capital qui nous a d'abord frappés.

Parallèlement à cette polyurie, *l'état général s'est considérablement amélioré*. La dernière ponction abdominale, de 15 litres environ, fut faite le 3 septembre. Au 15 novembre, il n'avait plus été opéré de paracentèse. Ce résultat est d'autant plus remarquable qu'avant la série des injections on avait été obligés de ponctionner l'abdomen tous les quinze jours depuis six mois.

A mesure que la polyurie s'installait, nous relevions successivement, comme périmètre abdominal, 94, 93, 91, 89, 88 centimètres jusqu'au 18 octobre.

A ce moment, nous avons alimenté la malade au moyen de pâtes et de purées déchlorurées. Il était intéressant, en effet, de ne pas laisser trop longtemps notre malade au régime lacté absolu et de voir si l'amélioration se maintiendrait malgré la nourriture. Or, nous eûmes le regret de constater un développement du ventre presque instantané. Les mensurations indiquèrent successivement 88, 92, 93, 94 et 96 centimètres. En présence de ce résultat, nous décidâmes d'augmenter la quantité de liquide sérothérapique. Le 20 octobre, nous injections 7 centimètres cubes. Nous eûmes alors la satisfaction de voir les urines, qui étaient descendues jusqu'à 1.100 centimètres cubes, remonter à un taux de 1.500 et 1.800 centimètres cubes. Nous avons continué les injections et l'abdomen n'a plus augmenté de volume ; vers le 15 novembre, il avait même tendance à diminuer. Les mensurations, en effet, redescendaient d'une façon sensible.

Ainsi donc, l'alimentation produisit un arrêt dans l'amélioration générale. Nous ne l'avons pas cessée pour cela. Nous avons simplement forcé la dose des injections et la maladie a repris une marche décroissante puisqu'à l'heure actuelle (fin décembre) le ventre mesure 87 centimètres et qu'il n'a plus été pratiqué de ponction.

La courbe des chlorures s'est maintenue entre 1 gramme et 1 gr. 90 environ pendant la période de régime lacté absolu. Depuis l'alimentation, elle varie entre 2 et 3 grammes, preuve évidente que, malgré la déchloruration, la malade absorbe encore pas mal de chlorure.

La sérothérapie ne semble donc pas influencer notablement la chlorurie. Rien d'étonnant à cela. Celle-ci est, avant tout, fonction de l'insuffisance rénale. Or, notre malade n'en a jamais présentée.

La courbe de l'urée a varié entre 7 et 10 grammes. Cela se conçoit puisque la malade était privée d'alimentation azotée. Il n'y a donc rien de particulier à signaler, à ce point de vue.

Enfin, nous aurons terminé, lorsque nous aurons dit que la courbe fébrile n'a suivi aucune influence. Comme on l'a vu dans notre observation clinique, nous avons eu affaire à une hépatite chronique atrophique post-variolique. L'évolution a été constamment subfébrile, et, très régulièrement, nous avons noté des températures oscillant entre 27° et 37°7 en moyenne. Ces températures n'ont ni baissé, ni augmenté, soit au moment des injections, soit dans les jours qui les ont suivies.

V. Audibert. *Journal médical français*, nº 11, 15 nov. 1910, p. 489.
(Fin de l'observation précédente.)

Cette femme est rentrée à l'hôpital, quelques mois après, dans un état lamentable. Quel régime et quelle thérapeutique a-t-elle suivis? Je l'ignore. Elle nous raconte, cependant, qu'elle ne fut plus jamais ponctionnée, mais qu'elle eut des hématémèses abondantes. Son teint était terreux, décoloré, l'anémie extrême, l'état général très mauvais. La mort arriva au bout de trois jours. En dépit de tous nos efforts, il ne nous fut pas permis de pratiquer l'autopsie.

La plasmothérapie avait donc enrayé la marche de l'ascite, elle n'avait pas guéri l'affection hépatique.

II. — Ascites par cirrhose alcoolique.

A. — Cirrhose de Laennec.

Limouzi. *Annales médico-chirurgicales du Centre,*
n° 8, 20 février 1910, p. 85-87.

R..., Félicien, 65 ans, ouvrier en parapluies, né à Namur (Belgique), domicilié à Chaingy (Loiret), entré le 16 septembre 1909, salle Saint-Nicolas de l'Hôtel-Dieu d'Orléans, service de notre maître le Dr Jaulin.

Antécédents héréditaires. — Le malade ne peut fournir aucun renseignement utile. Ses parents sont morts alors qu'il avait 8 ans. Il avait une dizaine de frères et sœurs dont il n'a pas de nouvelles.

Antécédents personnels. — Il n'a jamais été malade dans son enfance. Blessé en 1870 d'une balle dans le bras gauche, il garde une ankylose complète du coude gauche. En 1907, il a eu une entorse du pied gauche. Il a toujours eu une excellente santé jusqu'à ces dernières années.

Maladie actuelle. — Au mois de juillet 1909, il a commencé à s'apercevoir que son ventre grossissait. Depuis quelque temps déjà il avait des digestions pénibles et une diminution notable de l'appétit. Cependant il n'avait pas de dégoût pour la viande ou les matières grasses. Un peu plus tard, vers août 1909, il souffrit d'une constipation opiniâtre, suivie d'une crise de diarrhée intense. Ses matières n'étaient pas décolorées. Au début de septembre, son ventre avait pris des proportions énormes et en même temps ses jambes enflaient et ses forces diminuaient rapidement.

Il entre à l'Hôtel-Dieu le 16 septembre 1909, dans le service de notre maître le Dr Jaulin. A ce moment il présente un ventre énorme, très tendu, étalé, avec les arborisations veineuses dites tête de Méduse. L'ascite est considérable; la sensation de flot est très nette ; les jambes sont œdématiées; le teint est subictérique; rien aux poumons; l'intra-dermo-réaction est négative ; les urines sont peu abondantes, colorées, ne contiennent ni sucre, ni albumine. La langue et les mains présentent le tremblement alcoolique caractéristique. Le malade avoue avoir bu depuis six ans (à partir de la mort de sa femme), environ 2 litres de vin par jour, et assez souvent du cognac ; il ne prend jamais d'apéritif, ni d'absinthe. Il est impossible de délimiter le foie et la rate à cause de l'ascite. L'état général est mauvais. Le Dr Deshayes, remplaçant le Dr Jaulin, juge une paracentèse urgente, à la visite du 17 septembre. La paracentèse pratiquée le même jour donne environ 12 litres de liquide citrin. Il en reste encore dans l'abdomen, mais l'on arrête l'opération pour ne pas fatiguer le malade outre mesure. Les jours suivants, il est très soulagé. D'ailleurs, pendant quelques jours, il suinte un peu de liquide par l'orifice de la paracentèse. Entre temps on délimite le foie qui est trouvé petit. Mais l'orifice s'est refermé et le liquide ascitique se reproduit rapidement. Le 18 octobre 1909, le malade se plaint de nouveau d'être incommodé par son ascite; le ventre est distendu ; à la hauteur de l'ombilic et des épines iliaques antéro-supérieures il mesure 100 centimètres de circonférence ; les jambes sont œdématiées, l'état général s'altère encore.

C'est alors que nous avons l'idée d'appliquer à cet épanchement la méthode de Gilbert. Nous pratiquons la ponction et l'injection selon la technique indiquée précédemment (1). Le malade ne reçoit aucun autre traitement. Dans les quatre jours qui suivent, nous ne percevons aucune amélioration, cependant l'épan-

---

(1) 2 centimètres cubes de liquide en injection sous-cutanée.

chement n'augmente pas. Ensuite, il semble diminuer, l'œdème des jambes disparaît.

Le 30 octobre l'épanchement a très notablement diminué. Le ventre est beaucoup moins tendu. La zone de matité s'est réduite d'une façon très appréciable.

Le 2 novembre nous mesurons le ventre à la hauteur de l'ombilic et des épines iliaques antéro-supérieures, comme la première fois, et nous trouvons 99 centimètres ; même en admettant une légère erreur dans la détermination de nos points de repère, il ne peut y avoir une différence de 7 centimètres. D'ailleurs il est facile de se rendre compte que l'ascite a diminué d'une façon remarquable. Mais il existe encore du météorisme des anses intestinales qui rend encore le ventre gros. En même temps l'état général s'améliore. Le malade urine plus abondamment, n'a plus d'œdème des jambes, respire et se meut plus librement dans son lit.

Le 16 novembre, la mensuration circulaire du ventre (toujours au même endroit) nous donne 91 centimètres. La zone de matité des flancs a disparu, sauf une mince bande dans le flanc gauche. On n'obtient plus le phénomène du flot. Le malade, dont l'état général est bon, demande à manger et commence à se lever.

Le 2 décembre 1909, la mensuration circulaire du ventre (même repère) donne 88 centimètres. Il y a toujours un peu de matité dans le flanc gauche ; cela ne se modifie pas avec les changements de position. L'état général se maintient assez bon ; la quantité d'urine est toujours un peu au-dessous de la normale ; le malade a eu une ou deux épistaxis ; la diarrhée apparaît de temps en temps. Mais le teint est meilleur, bien que légèrement subictérique ; la langue est bonne ; le malade mange avec appétit et se promène dans la salle. Comme traitement médicamenteux, il n'a que quelques pilules d'extrait hépatique pour parer à l'insuffisance de son foie.

Le samedi 11 décembre, le malade est autorisé à sortir jusqu'au lendemain pour régler quelques affaires de famille. Il profite de cette sortie pour faire des libations exagérées et rentre en état d'ivresse. A la suite de cette équipée, il se plaint de coliques et il s'aperçoit que son ventre a augmenté de volume. A l'examen, on trouve du météorisme des anses intestinales et un peu d'ascite dans les flancs. La mensuration du ventre (17 décembre) pratiquée aux points de repère habituels donne 95 centimètres. Nous n'hésitons pas à lui réappliquer immédiatement le traitement par la méthode de Gilbert, en ponctionnant un peu plus bas que la première fois. Le liquide retiré et réinjecté est citrin. Pour répondre à une objection qui nous a été faite, nous avons cessé depuis un mois environ l'administration des pilules d'extrait hépatique. Chaque jour nous examinons notre malade et nous pratiquons les mensurations circulaires de l'abdomen.

Le 18 nous trouvons 97 centimètres.
Le 19   —   95   —
Le 20   —   93   —
Le 21   —·   92   —
Le 24   —   91   —
Le 27   —   91   —
Le 29   —   90   —

Depuis il se maintient au chiffre de 90 centimètres.

L'état général est toujours satisfaisant. Cette nouvelle amélioration consécutive à une seconde application de la méthode de Gilbert, et cette fois-ci sans autre thérapeutique, a presque la valeur d'une expérience de laboratoire.

L'analyse des urines, pratiquée fin décembre 1909 par M. Cochinal, pharmacien-chef de l'Hôtel-Dieu, donna :

Volume : 2.000 centimètres cubes.
Aspect : trouble.
Couleur : jaune foncé.
Odeur : nauséeuse ⎫
Réaction : alcaline ⎬ fermentations.
Urée 21.80.
Acide urique : 0,80.
Chlorures : 15, 20.
Acide phosphorique : 2,83.

Sucre, albumine,
Urobiline, indican, } néant.
Pigments biliaires,
Chromogène : très grande quantité.
Scatol : quantité notable.

Examen microscopique : { phosphates abondants.
débris épithéliaux.

L. Pron. *Soc. de Thérapeutique.* Séance du 26 avril 1910. (Compte rendu *in Bulletin de thérapeut.*, n° 18, 15 mai 1910, p. 702-706.)

Il s'agit d'un homme de 65 ans, ancien cuisinier, qui vint me consulter au début de janvier. Depuis un an, il se plaignait de faiblesse générale ; son abdomen avait peu à peu augmenté de volume et il avait dû subir en août 1909 une ponction qui avait fourni 7 litres de liquide.

Actuellement, l'abdomen a repris le même volume qu'avant la ponction : 108 centimètres de tour de ceinture. Le malade, qui a un facies très coloré, sans aucune teinte subictérique, manque d'appétit ; il ne prend que du lait et 40 grammes de foie de porc cru par jour ; il a une légère diarrhée et urine d'une façon moyenne. Dans le décubitus dorsal, l'abdomen, un peu tendu, donne la sensation classique de flot, à la moindre chiquenaude ; la dilatation des veines sous-cutanées est peu prononcée : le foie semble remonté et petit, la rate hypertrophiée ; le cœur est sourd ; quelques râles congestifs à la base gauche ; l'urine contient de l'urobiline et des pigments biliaires normaux, en petite quantité.

Une analyse complète d'urine, faite en octobre, avait donné les résultats suivants :

Volume des vingt-quatre heures : 1.500 centimètres cubes.

	Par litre		Par jour	
Urée	16 gr. 06		24 gr. 9	
Acide urique	0 » 34		0 » 52	
Azote uréique	7 » 76			
Azote total	8 » 34			
Chlorures.	7 » 3		10 » 9	
Phosphates	3 » 45		5 » 17	
Acide sulfurique des sulfates .	1 09 »		1 » 64	
Sulfates	1 » 97		2 » 96	

Rapport azoturique : 0,93. Traces non dosables d'albumine ; traces de pigments biliaires, d'urobiline et d'indican.

J'adjoins des potages maigres et des féculents au régime lacté et je prescris quelques centigrammes de calomel à jeun, tous les deux ou trois jours.

Le 14 janvier, le malade accuse une grande gêne dans la station debout et pendant la marche ; il se plaint de tympanisme et de gaz abondants ; le ventre continue à grossir ; 1 litre 3/4 d'urine en vingt-quatre heures ; selles régulières ; sommeil excellent et pas de gêne respiratoire ou circulatoire dans le décubitus.

Le 21, la gêne causée par l'accroissement de volume du ventre augmente ; le malade est obligé de se faire une ceinture avec une serviette pour soulager son malaise. L'urine reste à la même quantité ; le cœur et les poumons sont dans le même état qu'au début, c'est-à-dire fonctionnent assez bien.

Devant la gêne mécanique éprouvée par le malade, je propose une nouvelle ponction, qui est pratiquée le 31 et qui donne issue à 11 litres de liquide. Immédiatement après, à l'aide d'une seringue de 5 centimètres cubes, je prélève, par une nouvelle petite ponction faite plus bas, 3 centimètres cubes de liquide ascitique et, retirant légèrement l'aiguille, j'injecte *in situ* sous la peau ces 3 centimètres cubes.

Tout s'est bien passé. Je revois le malade le lendemain 1er février, il n'a éprouvé aucun malaise ni général, ni local et se sent très soulagé.

Le 4, on me fait appeler et le patient, peu satisfait, me raconte que depuis le 2 il est très ennuyé d'une lourdeur douloureuse qu'il éprouve dans tout le côté gauche du tronc ; il ajoute qu'il lui est presque impossible de se mouvoir, même dans son lit, tant il se sent gêné et comprimé. J'examine ce côté gauche et constate un œdème cutané très dur allant de l'aisselle au scrotum et formant une vraie cuirasse, indolore à la palpation et sans la moindre trace de rougeur, pouvant faire craindre une lymphangite. Cet œdème dure cinq jours et se résout complètement, après des lavages avec une solution de chlorure d'ammonium, prescrite pour la forme.

Indépendamment de cet accident local, il était intéressant de voir l'influence que l'injection de liquide ascitique allait exercer sur la marche de la maladie.

Le 1er mars, le poids du malade, qui était de 86 kilogrammes après la ponction, passe à 94 ; le tour de ceinture est de 112. En position horizontale, l'abdomen, au lieu d'avoir la forme du ventre plutôt aplati de batracien, apparaît projeté en avant sur la ligne médiane, comme un ovoïde ; il est très tendu. La dilatation veineuse est toujours peu accusée ; l'état du cœur et des poumons est satisfaisant ; le sommeil est bon : 2 litres d'urine en vingt-quatre heures. Le sujet s'est remis de lui-même au régime lacté et au lait caillé depuis un mois, tout en continuant le foie de porc et en prenant 0 gr. 80 d'iodure par jour. Il veut essayer l'arenaria comme diurétique ; j'y consens et j'ajoute 0 gr. 08 de spartéine.

Le 7 mars, le poids est de 98 kilogrammes, le tour de ceinture 116 ; la quantité d'urines est d'un litre trois quart. Le ventre continue à se tendre et je laisse entrevoir une nouvelle ponction prochaine.

Le 9, le malade me fait appeler et demande que la ponction soit faite immédiatement, à cause de la mauvaise nuit qu'il vient de passer : gêne respiratoire prononcée et impossibilité de trouver une bonne position.

La ponction fournit 13 litres de liquide, soit 2 litres de plus que la dernière ; l'intervalle entre les deux ponctions a été seulement de trente-sept jours.

Le 19 mars, le malade se plaint à nouveau que son ventre, après quelques jours de souplesse, redevient dur et le gêne ; dans la position horizontale, la matité remonte à l'ombilic ; la sensation de flot est nette.

Ne devant plus revoir le patient, qui aura quitté Alger dans quelques jours, je dois borner là le récit de son histoire pathologique.

L'autosérothérapie semble avoir été complètement négative chez lui et avoir amené un accident local passager.

*** ***

ROGER ET CHAUVIN. *Montpellier Médical*, n° 21, 22 mai 1910, p. 483-487.

R... Eugène, âgé de 56 ans, entre le 13 janvier 1910 à l'Hôpital Suburbain, salle Fouquet, n° 5, dans le service de notre maître, M. le professeur Rauzier, pour une ascite dont le début remonte à une dizaine d'années.

C'est vers la fin de l'année 1899 qu'elle a commencé, précédée de quelques mois par deux hématémèses de sang rouge et par un peu de diarrhée. Depuis cette époque jusqu'en 1903, les ponctions sont assez nombreuses : d'abord très espacées (intervalle de dix mois entre les deux premières), elles vont ensuite se rapprochant, puis s'éloignant à nouveau, si bien que de 1903 à 1905 aucune ponction n'est effectuée. Le malade paraît guéri ; il reprend pendant cette période son métier de commis voyageur. Fin 1905, l'ascite se reforme. Dès lors les ponctions se font de plus en plus pressantes, environ tous les quinze à vingt jours. Elles nécessitent chaque fois l'évacuation de 15 litres de liquide. Le malade a subi déjà un total de 72 ponctions et nous calculons qu'on lui a déjà évacué plus de 10 hectolitres de liquide.

Son médecin traitant, praticien des plus distingués, a mis en œuvre à peu près toutes les méthodes thérapeutiques : régime lacto-végétarien, régime lacté, purgatifs, diurétiques, théobromine, urée, etc...

Devant l'insuccès complet de toutes ces méthodes, il conseille à son malade de venir faire un séjour à Montpellier dans le service de notre maître, M. le professeur Rauzier.

A l'examen, on est frappé par le volume énorme de ce ventre fortement étalé et ptosique, nettement fluctuant, avec une circulation collatérale très développée : fait particulier, les veines, bleuâtres, très dilatées, se sont creusé un véritable lit dans la paroi qu'elles ont déprimée. En dehors de cette ascite, très abondante quoiqu'elle ait été ponctionnée depuis à peine huit jours, on constate une hernie crurale gauche.

Le malade, qui est actuellement au régime des viandes blanches, a assez bon appétit ; il digère bien, va régulièrement du corps. Il n'a jamais présenté d'ictère. Son foie, exploré après évacuation de l'ascite, est nettement atrophique ; la rate est augmentée de volume, mais ne déborde pas les fausses côtes. Le patient a quelques palpitations, est assez essoufflé quand il fait effort. Il ne tousse ni ne crache, ne présente pas d'autres signes thoraciques que des frottements à la base droite. Il n'a présenté d'autres hémorragies que les hématémèses du début et que quelques taches purpuriques sur ses membres inférieurs, quelques-unes à la base du thorax. Les urines sont rares, mais ne contiennent pas d'albumine. Le malade est de constitution grêle sans qu'il y ait d'amaigrissement récent. La température, prise au rectum pendant quelques jours, n'a jamais dépassé la normale.

L'aspect du ventre de ce malade, les faibles dimensions de son foie, les commémoratifs d'éthylisme antérieur assez marqué, font porter sans grande discussion le diagnostic de *cirrhose de Laënnec*. Seule sa durée de plus de dix ans pourrait étonner si nous ne connaissions la longue évolution des cirrhoses alcooliques et atrophiques, lorsqu'elles débutent par une phase d'hypertrophie. Tel paraît avoir été le cas de notre malade : d'après ce qu'il nous signale lui-même, son médecin avait constaté, pendant la première période de 1899 à 1903, une augmentation de volume du foie. Le diagnostic de péritonite tuberculeuse est rapidement écarté. Deux fois l'inoculation du liquide ascitique a été faite par son médecin au cobaye sans qu'il y ait eu tuberculisation de cet animal : une nouvelle inoculation faite dans le service aboutit au même résultat négatif.

Devant la rapidité avec laquelle se reproduit l'ascite, malgré tous les traitements institués, une opération de Talma est proposée au malade, qui la refuse. C'est alors que nous essayons l'*autosérothérapie*.

Avant d'instituer ce traitement, le malade est mis quelque temps en observation : on observe pendant ces quelques jours le temps que met l'ascite à se reproduire ; on dresse la courbe du poids et celle des urines : tous ces documents sont destinés à servir de termes de comparaison pour établir ultérieurement l'action du nouveau traitement institué. Nous voyons l'ascite se reproduire en telle quantité qu'elle nécessite la ponction au bout de quatorze jours. 20 janvier : ponction de 14 litres ; 3 février : ponction de 16 litres. La quantité des urines ne dépasse guère un demi-litre ; elle va en décroissant à mesure qu'on s'éloigne du jour de la ponction : 700 centimètres cubes le surlendemain de la ponction, 470 six jours après. L'urée, les chlorures sont diminués : 16 grammes d'urée et 8 gr. 5 de chlorures par vingt-quatre heures. Le poids du corps augmente d'environ 2 kilogrammes par jour.

Le malade, pendant toute cette période et pendant toute la durée du traitement, est soumis au même régime, œufs et légumes, parfois quelques viandes blanches ; il ne fut administré de médication d'aucune sorte, sauf à la fin du séjour (théobromine).

La *première injection* est faite à la dose de 5 centimètres cubes le 10 février. Cette injection n'est pas douloureuse, ne provoque pas de réaction locale ni de réaction fébrile générale, à part une augmentation non persistante du nombre des selles (deux dans le jour de la ponction). Le volume des urines et la quantité d'urée restent à peu près stationnaires, ou plutôt, après un certain temps d'arrêt, ils continuent leur descente progressive (300 à 250 centimètres cubes d'urine, 13 à 7 grammes d'urée) ; les chlorures tendent légèrement à augmenter (2 à 3 grammes). Le poids du corps ne cesse pas son accroissement : 3 kilogrammes en quatre jours. L'ascite devient si rapidement gênante que nous sommes obligés de l'évacuer le 14, onze jours après la dernière ponction et quatre jours après l'injection de liquide ascitique. Nous retirons 21 litres de *liquide*.

En même temps que cette ponction évacuatrice, nous faisons une *seconde injection* de liquide ascitique : 7 centimètres cubes. Pas de modification bien appréciable : le jour de la ponction et de l'injection, il y a même une diminution des urines, de l'urée et des chlorures, contrastant avec une augmentation légère la veille de l'injection. Cette diminution est due peut-être à une légère diarrhée (deux à trois selles).

Troisième injection : 10 centimètres cubes le 18. Ici encore pas de modification notable : l'ascension du poids et l'accroissement de l'ascite se poursuivent. Léger érythème de la paroi abdominale au niveau de la ponction.

Le malade, qui n'a ressenti aucun bienfait de cette méthode, ne veut plus la continuer. On lui administre de la théobromine (quatre cachets de 0,50) qui n'a guère d'action sur sa diurèse mais provoque une diarrhée abondante (cinq à six selles par jour). L'ascite et le poids augmentent, mais moins rapidement que pendant la période précédente : 3 kilogrammes en quatre jours (du 20 au 24).

Le malade sort le 26 février.

Il nous écrit à la date du 20 avril :

« Depuis mon retour, on m'a fait trois ponctions les 6 et 22 mars, et le 7 avril. On a retiré chaque fois de 16 à 18 litres de liquide. L'état général est bon. Je souffre du tube digestif qui est toujours irrité malgré les cachets de craie, bicarbonate et belladone. Les selles sont normales : pas de diarrhée. Je ne prends aucun médicament. Je bois du lait autant que je le puis, et le liquide vient en abondance, ce qui me donne des essoufflements. Le docteur prétend que je n'ai rien au cœur.

« Je n'ai aucune souffrance du côté droit ni du côté gauche. Le sommeil est naturel ».

*
* *

G. Roque et V. Cordier. *Presse médicale*, n° 50, 22 juin 1910, p. 465.

Jean Ro..., 48 ans, ferblantier. Salle Saint-Bruno, du 24 juillet au 23 octobre 1909. Alcoolique avéré. Tuberculose ganglionnaire dans l'enfance. Rachitisme. Parents inconnus. Troubles digestifs datant de deux ans. L'ascite est apparue il y a un an environ ; elle fut assez abondante pour nécessiter au milieu de juillet 1908 une ponction à Toulouse, au cours d'un séjour hospitalier. Le malade retravailla, en état de santé assez bon. En janvier 1909, l'ascite reparut et une nouvelle ponction fut faite au début de février, dans le même hôpital (le malade, borné, ignore le service où il séjourna).

En juillet 1909, étant par hasard à Lyon, son ascite augmentant, il entre à l'Hôtel-Dieu pour se faire ponctionner. On retire le 30 juillet 9 litres de liquide citrin, à inoculation positive, à séro-diagnostic tuberculeux positif, et on réinjecte sous la peau 19 centimètres cubes de ce liquide. Le malade mange bien, reprend du poids et des forces, et son liquide ne semble pas se reproduire. Retenu au lit par une sciatique peut-être d'origine alcoolique, il ne repart du service que le 23 octobre 1909, et son liquide ne s'est que très peu reproduit ; le flot existe toutefois, la mobilité de la matité est évidente. Mais il est indéniable que la reproduction a été plus lente.

Le 6 avril 1910 le malade nous écrit qu'on a dû le reponctionner à Bayonne le 12 mars 1910, et que depuis lors son liquide ne s'est pas nettement reproduit.

Bref, entre la 1re et la 2e ponction, il s'est écoulé six mois et demi ; entre la 2e et la 3e ponction, six mois ; entre la 3e et la 4e ponction (après sérothérapie), sept mois et demi.

Peut-être peut-on voir là — avec un peu de bonne volonté — un succès de la méthode. Mais cette variabilité des reproductions d'épanchement est vraiment trop peu exceptionnelle au cours de la cirrhose dite de Laënnec (1).

*
* *

(1) Les résultats de l'inoculation et du séro-diagnostic autoriseraient à classer cette observation parmi les ascites tuberculeuses. Nous la plaçons cependant ici, puisque cliniquement elle se présentait comme une cirrhose de Laënnec.

G. Roque et V. Cordier. *Presse médicale*, n° 50, 22 juin 1910,
p. 465.

Irma Ti..., 39 ans, boulangère. Salle Carnot, du 12 juin au
20 octobre 1909. Pas d'antécédents tuberculeux. Grande alcoolique. Troubles digestifs datant de quatre à cinq ans ; ascite datant
de un mois. Urines oscillant de 450 à 650 centimètres cubes.

1ʳᵉ ponction, le 30 juin : 6 litres 500.

2ᵉ ponction, le 20 juillet : 7 litres 200.

3ᵉ ponction, le 16 août : 6 litres 400 (autosérothérapie, 15 centimètres cubes) ; pas de modification des urines, ni comme quantité, ni comme élimination de l'urée.

4ᵉ ponction, le 2 septembre : 7 litres (autosérothérapie, 10 centimètres cubes).

5ᵉ ponction, le 21 septembre : 7 litres 900 (autosérothérapie,
10 centimètres cubes).

6ᵉ ponction, le 12 octobre (pas d'autosérothérapie).

Après les 4ᵉ et 5ᵉ ponctions les urines n'ont pas été davantage
modifiées.

Autopsie confirmative le 22 octobre.

*
* *

G. Roque et V. Cordier. *Presse médicale*, n° 50, 22 juin 1910,
p. 465.

Hyacinthe R..., 51 ans, cabaretier, jovial alcoolique qui présente de l'ascite depuis quatre ans, et vient se faire ponctionner
à peu près tous les sept ou huit mois ; il revient pour se faire
faire sa sixième ponction. Il est à noter qu'à chaque paracentèse
se produit une aggravation passagère de son état et qu'il a une
petite poussée thermique durant quatre jours, avec une oligurie
très marquée (300 gr.).

Le 2 août 1909, on retire 9 litres, on en réinjecte 10 centimètres cubes sous la peau. Le soir 37°8, le lendemain 38°3 et 38°7,
le surlendemain 38°1 et 37°8. Les urines ont été rares : 320, 370,
540 par vingt-quatre heures. Le taux ordinaire remonte à 900 ou
1.000.

Enfin le malade a été reponctionné le 20 avril, chez lui, soit huit mois et demi après.

Échec complet de la méthode.

*
* *

Le Play. *Bull. médic.*, n° 60, 7 juillet 1910.

Homme, âgé de 49 ans, entré le 9 septembre 1909, dans le service de M. le professeur Dieulafoy, à l'Hôtel-Dieu. Cet homme, employé de commerce, avait, dans sa profession, contracté des habitudes éthyliques telles qu'il présenta bientôt les signes de la cirrhose atrophique de Laënnec : petit foie, grosse rate, ascite considérable, circulation complémentaire pariétale et, accessoirement, dyspepsie, épistaxis fréquentes, hémorroïdes, quelques petits nœvi dissimulés sur la peau. L'existence de pigments rouge brun et d'urobiline dans l'urine était la signature des troubles pathologiques graves dont la cellule hépatique était le siège. L'œdème des jambes, la présence constante de l'albumine dans l'urine, quelques petits signes de brightisme montraient que le rein aussi était touché dans sa structure et ses éléments nobles, ajoutant ainsi au complexus pathologique bien étudié par Rosenstein.

Le malade fut soumis au régime lacté absolu pendant toute la durée de son séjour à l'hôpital qu'il quitta guéri le 1er mars 1910. Le 19 février 1908, on lui fit sa première ponction évaluée à 16 litres : depuis lors, toutes les quatre semaines régulièrement, on retira 15 à 20 litres de liquide ascitique de la cavité péritonéale, qu'on lui fît ou non, dans l'intervalle, des injections souscutanées, plus ou moins répétées, de 5 à 10 centimètres cubes chacune, de son propre liquide. La quantité de liquide ingérée par le malade et qu'il éliminait par les urines, la respiration, la transpiration, étaient évaluées avec une approximation aussi exacte que possible ; on pouvait remarquer alors que la quantité d'urine éliminée pendant les jours qui suivaient l'injection souscutanée était très variable, tantôt un peu augmentée, de 500 à 700 centimètres cubes, tantôt non modifiée ; d'ailleurs, l'ascite se reproduisait toujours avec la même rapidité.

Cependant, le malade, sous l'influence du régime lacté exclusif, rigoureusement suivi pendant plus de deux ans, s'était lentement, mais progressivement amélioré. Le foie s'était hypertrophié en masse par compensation, et le malade, qui avait subi en treize mois 14 ponctions, avec un total de 230 litres, nous quitta complètement guéri.

.·.

Le Play. *Bull. médic.*, n° 60, 7 juillet 1910.

B..., entré le 13 décembre 1909, salle Saint-Christophe, à l'Hôtel-Dieu, avec un ensemble de symptômes assez identiques au syndrome observé chez le malade précédent, sauf que, dans le cas présent, les reins ne présentaient aucun symptôme pathologique.

Là encore, il s'agissait d'une cirrhose atrophique de Laënnec chez un éthylique avéré. L'histoire pathologique de ce malade, pendant son séjour à l'hôpital, peut se diviser en deux phases : dans la première, qui dura du 13 décembre au 15 mai environ, la maladie resta à peu près stationnaire. On fit, à plusieurs reprises, des injections sous-cutanées de 5 à 10 centimètres cubes de liquide ascitique, qui exercèrent une action favorable sur la diurèse peu abondante au début. Cependant, l'ascite augmentant progressivement, on dut, le 16 janvier, faire une ponction évacuatrice de 15 litres. Les injections sous-cutanées furent fréquemment renouvelées ; mais, le 19 février, puis le 4 mars, le 10 avril, le 7 mai, on dut encore, chaque fois, retirer des quantités de liquide variant de 12 à 15 litres. A partir du 15 mai, apparaît la seconde étape de la maladie de notre homme ; son état commença à s'aggraver assez rapidement ; les urines, hautes en couleur, avec des pigments rouge brun en abondance et un peu d'albumine, diminuèrent singulièrement : de 3 litres, elles tombèrent à 2 litres, puis oscillèrent autour de 1 litre. L'autosérothérapie n'eut plus aucune action sur la fonction rénale et le malade expira le 2 juillet.

*
* *

Le Play. *Bull. médic.*, n° 60, 7 juillet 1910.

Chapelier de son état, âgé de 61 ans, qui entra salle Saint-Christophe, à l'Hôtel-Dieu, le 7 mars 1910. Il s'agit d'un homme présentant un ensemble morbide fort complexe dont les traits principaux appartiennent à des systèmes physiologiques différents, mais dont les troubles peuvent être groupés dans un même processus pathogénique, en rapport avec un état de sclérose généralisée : insuffisance myocarditique, traduite par l'arythmie et les œdèmes; insuffisance vasculaire, portant sur les artères sensiblement scléreuses, mais surtout sur le système veineux (varices, hémorroïdes); insuffisance surrénale, exprimée par l'état asthénique, l'hypotension vasculaire, l'ébauche de teinte bronzée des téguments ; insuffisance hépato-rénale, comme le montrent l'analyse des urines (pigments rouge-brun, glycosurie alimentaire, diminution de l'urée, albumine) et le syndrome clinique de la cirrhose atrophique du foie de Laënnec (diminution de volume du foie, hypertrophie de la rate, circulation complémentaire ébauchée, ascite légère). L'évolution de la maladie ne fit que confirmer l'ensemble des symptômes morbides si variés, présentés par notre malade à son arrivée à l'hôpital. Bientôt, en effet, les symptômes de la cirrhose hépatique à forme atrophique s'accentuèrent au point que la paracentèse abdominale dut être effectuée à plusieurs reprises, à une douzaine de jours d'intervalle, tant le liquide se reformait rapidement; on fit trois ponctions de 12 litres en moyenne, au cours des six semaines qui précédèrent l'issue fatale. L'autosérothérapie, pratiquée à la dose de 5 centimètres cubes à plusieurs reprises, entre les ponctions, ne fut suivie d'aucun résultat favorable, non seulement sur l'évolution de l'ascite, mais encore sur la diurèse, ce qui n'avait rien de surprenant, étant donné l'insuffisance de l'élimination rénale chez notre malade ; c'est à peine, en effet, si, malgré la médication toni-cardiaque et diurétique, on obtenait quotidiennement 300 à 400 grammes d'une urine contenant de l'albumine et de l'urobiline. En même temps, l'insuffisance surrénale s'accentuait de jour en jour, et le malade s'éteignit le 31 mai, avec le syndrome addisonnien.

.·.

V. Audibert. *Journal médical français*, nº 11, 15 nov. 1910, p. 490.

Ascites par cirrhose hépatique alcoolique : Je dois avouer humblement que sur 6 cas j'ai eu des résultats piteux. Cependant j'ai obtenu dans 2 cas une polyurie très marquée. Mais je fus obligé de ponctionner encore, et la maladie suivit son cours normal.

B. — Cirrhose hypertrophique.

Mlle Zolotareff. Th. de Paris, 1910. Observ. III, p. 167-169

G... L., âgée de 51 ans, journalière, entre à l'hôpital le 26 avril 1910 pour un gros ventre.

Antécédents héréditaires. — Les parents étaient bien portants. Mère vivante. Père mort de maladie de foie.

Antécédents personnels. — Fièvre typhoïde à 12 ans, bien portante ensuite, bien réglée, deux enfants vivants à 24 et à 30 ans. Eczéma généralisé à 32 ans. Grandes vicissitudes. Éthylisme non avoué. Au mois de janvier 1910 a eu la grippe à forme pulmonaire et digestive. Son foie a été douloureux, elle a eu des vomissements et des troubles digestifs marqués. Puis elle traîne, elle maigrit et en février son ventre commence à grossir. Elle entre pour la gêne que lui cause son hydropisie.

A l'examen, c'est une femme pas trop amaigrie, au teint mat, robuste. L'abdomen est distendu en forme d'obusier, la paroi un peu œdématiée et couverte d'une circulation collatérale. La cicatrice ombilicale est déplissée. On a la sensation du flot et la matité remonte jusqu'au creux épigastrique.

Par la palpation brusque et énergique, on arrive à sentir le foie hypertrophié qui flotte dans le liquide.

L'état général est bon. Les autres appareils sont indemnes. Les jambes un peu œdématiées.

Température : 37°4. Pouls : 80. Urines : 800 centimètres cubes.

Diagnostic de cirrhose hypertrophique alcoolique avec ascite.

28 avril. — Ponction t5 lit. 500.

Pas de fièvre, la théobromine et la lactose ne font pas remonter les urines qui restent entre 600 et 800 centimètres cubes.

12 mai. — Ponction : 12 litres.

3 juin. — Ponction : 16 litres.

Durant tout ce temps, ni température, ni incidents d'aucune sorte.

22 juin. — Ponction : 15 litres. Température normale. Urines : 600 centimètres cubes.

16 juillet. — Ponction : 18 litres. Même état.

5 août. — 20 litres.

14 août. — 18 litres.

1er septembre. — 19 litres.

Toujours le soir de la ponction légère ascension thermique à 37°9-38°.

L'ascite tend à se reformer de plus en plus.

16 septembre. — Nous voyons la malade et constatons son état général excellent et on décide de lui faire de l'autosérothérapie.

16 septembre. — Auto-inoculation de 10 centimètres cubes. La diurèse reste au même taux, et le 17 septembre nécessité d'une nouvelle ponction de 18 litres.

26 septembre. — Auto-inoculation de 10 centimètres cubes. Même résultat négatif sur l'épanchement et la diurèse.

3 octobre. — Ponction : 21 litres.

18 octobre. — Ponction : 19 litres.

29 octobre. — L'état est le même, aucune amélioration. On va refaire une nouvelle ponction. L'état général est excellent. L'œdème des jambes a disparu. La paroi abdominale conserve sa tonicité. Ni toux ni troubles digestifs. Régime déchloruré. Théobromine et lactose. Diurèse égale au premier jour : 600 centimètres cubes.

* *
*

E. Godlewski. *Bulletin de la Soc. de Médecine de Vaucluse,*
février 1911 (1).

Homme de 45 ans, éthylique, qui présente tous les signes d'une
cirrhose hypertrophique entrant dans la période ascitique. Le
régime et les deux ponctions de 18 et 15 litres n'amènent aucun
résultat et épuisent le malade.

On commence l'autosérothérapie. Les deux premières injections
amènent un soulagement; diurèse abondante. Après la troisième
injection le ventre diminue.

Depuis, le malade peut vaquer à ses occupations, a repris son
travail et n'a plus eu d'ascite. La cirrhose n'est pas guérie, mais
le régime le maintient en bonne santé.

C. — Cas de diagnostic douteux.

(Cirrhose alcoolo-tuberculeuse ou cirrhose des gros mangeurs).

Le Cleuch. *Observation résumée par* Audibert
dans le *Journal médical français,* nº 10, 15 novembre 1910, p. 490.

Homme de 64 ans, célibataire, dont le père est mort pleurétique à 35 ans; perd un frère phtisique; présente dans ses antécédents personnels deux fluxions de poitrine, une typhoïde, pas
de syphilis. Gros mangeur, il accuse un alcool très moyen. Est
atteint de syndrome ascitique hépatique depuis les premiers
mois de 1908.

Nombreuses furent les ponctions : en 1908, de juillet à décembre, on fait huit ponctions de 102 litres.

En 1909, vingt ponctions de 256 litres. Dans les trois derniers
mois de cette même année 1909, on pratiqua cinq ponctions qui
donnèrent 56 litres.

---

(1) Nous n'avons pu nous procurer en temps utile les observations *in extenso*
de Godlewski. Mais l'auteur nous les a fort complaisamment résumées par
lettre.

En 1910, la plasmothérapie fut commencée le 19 janvier. A ce moment on avait déjà retiré 20 litres en deux ponctions, ce qui, en ajoutant les trois derniers mois de 1909, faisait 76 litres en trois mois et demi.

De janvier à fin mars, il fut fait dix piqûres, en commençant par 3 centimètres cubes, puis 5, puis 10. Or, à fin mars, c'est-à-dire en deux mois et demi depuis le début des piqûres, il fut fait seulement trois ponctions ayant rendu 22 litres.

10 juin 1910. — *Statu quo* maintenu pendant deux mois. Donc, après plasmothérapie, 22 litres sont retirés en cinq mois, du 19 janvier au 10 juin 1910, alors que, l'année précédente, 127 litres avaient été retirés en six mois.

Pendant cette période, les urines ont été abondantes, en raison inverse de la quantité du liquide ascitique, l'épanchement diminuant à mesure que la diurèse se faisait mieux. Elles sont plus abondantes depuis que les ponctions se sont espacées.

III. — **Ascites asystoliques.**

G. ROQUE ET V. CORDIER. *Presse médicale*, n° 50, 22 juin 1910, p. 465.

Insuffisance et rétrécissement mitral. Asystolie. Œdèmes. Ascite.

Malade depuis longtemps dans le service, avec plusieurs séjours, en raison de sa cardiopathie. En raison des œdèmes considérables, on fait une ponction pleurale évacuatrice et, le 22 mai, une ponction d'ascite ; on réinjecte 7 centimètres cubes du liquide sous la peau de l'abdomen. L'ascite se reproduit en quatre jours à son niveau précédent. Mort et autopsie confirmative le 28 mai 1909.

.*.

PONTHIEU, Observation publiée par AUDIBERT. *Soc. médic. des hôpitaux*. Séance du 6 mai (p. 516-519 du bulletin).

Le nommé O...., 50 ans, éthylique artérioscléreux, subit en janvier 1910 l'opération de la cure radicale de hernie inguinale.

L'anesthésie, mouvementée et dramatique, doit être interrompue et l'opération est achevée sans anesthésie. Suppuration des fils. Quinze jours environ après l'intervention apparaissent des symptômes généraux sans rapport avec la maladie inguinale : dyspnée, œdèmes, épistaxis. Mon confrère constate un souffle aortique et tous les signes de l'hyposystolie avec ascite au début.

Quoique indocile, le malade, fortement impressionné par son épistaxis, garde la position horizontale. On en profite pour le mettre à la diète lactée ; on lui donne en même temps de la théobromine. Malgré ce traitement, l'ascite augmente graduellement quoique légèrement ; elle ne dépasse pas cependant trois ou quatre litres environ.

L'hémostase nasale à peine assurée, le malade se lève. Aussitôt, à travers la plaie herniaire non encore cicatrisée, se produit une infiltration ascitique de toute la région opératoire et des tissus environnants. Canal inguinal, région inguinale, scrotum, sont envahis par le liquide ascitique. Une hydrocèle volumineuse se produit. Issue de la hernie réductible.

Les jours qui suivent, le liquide s'évacue en permanence par les orifices de suppuration.

En résumé, infiltration de liquide ascitique dans les tissus juxta-péritonéaux, analogie frappante avec les injections de liquide dans la paroi.

Or, analogie encore plus grande, quelques jours après, guérison complète de l'ascite, puis guérison des points de suture. Tout rentre rapidement dans l'ordre, en dépit de la reprise des habitudes alcooliques et boulimiques.

Jeunet. Société médicale d'Amiens, 3 nov. 1909 (p. 279-281 de la *Gazette médicale de Picardie*).

Mlle T... 22 ans, est adressée au Dr Pauchet par le Dr Boulfroy (de Flixecourt) pour ascite tellement récidivante et volumineuse que la crainte d'une anomalie grave s'impose. Le médecin a dû ponctionner une fois en juin, deux fois en septembre, et fin septembre une nouvelle ponction est imminente.

L'aspect batracoïde du ventre inspire toutes les hypothèses : uronéphrose, ascite par tumeur abdominale ; suppositions rendues vraisemblables par l'éléphantiasis énorme de la jambe droite; la gauche étant relativement peu enflée.

L'interrogatoire ne révèle rien dans l'hérédité directe ou collatérale. Dans les antécédents personnels : affection nerveuse à 7 ans, mauvaise puberté, puis accidents cardiaques à 16 ans (la malade consulte le Dr Huchard). Depuis dix-huit mois, après une grippe, grosse aggravation : hyposystolie de plus en plus marquée, et ascite envahissante.

A l'arrivée, Mlle T... est cyanosée des lèvres, des extrémités, en état d'orthopnée. Son ventre est luisant, distendu ; la cicatrice ombilicale déplissée ; il est sillonné de veines supplémentaires et de larges vergetures. Signalons encore l'œdème éléphantiasique du membre inférieur droit à côté de l'œdème discret de la jambe gauche.

La pointe du cœur est fine, un peu déjetée à gauche : la région précordiale ondule et roule d'une façon saisissante ; la matité du ventricule droit est très augmentée. A l'auscultation : souffle systolique à la pointe, propagé dans l'aisselle et dans le dos.

Pouls petit, inégal, intermittent, rapide. Il donne la sensation de disparaître pendant l'inspiration (pouls paradoxal de Kussmaul).

Râles dans les bases des deux poumons; sommet droit un peu soufflant.

Les urines sont rares, rouges ; en vingt-quatre heures, nous dit-on, et depuis des mois, elles n'excèdent pas 200 ou 300 grammes en volume (sauf immédiatement après les ponctions). A l'analyse : pas d'albumine, peu d'urée, peu de chlorures.

On ne peut apprécier le volume du foie et de la rate. Selles normales.

Le diagnostic auquel il faut s'arrêter, est vraisemblablement asystolie par symphyse cardiaque et insuffisance mitrale, d'origine bacillaire (sommet droit suspect) ou rhumatismale (chorée (?) à 7 ans), peut-être mixte.

Pour compléter l'examen, par ponctions médianes, nous retirons 20 centimètres cubes du liquide ascitique. Son aspect franchement ordinaire nous incite, — suivant un programme mûri d'avance, — à en réinjecter la moitié dans le tissu hypodermique de la paroi.

Le reste, examiné au laboratoire de la clinique montre, après centrifugation et coloration, de nombreux lymphocytes et quelques placards endothéliaux.

Trente minutes après l'injection, la malade urine et en vingt-quatre heures, elle remplit plus de deux bocaux de 2 litres : soit plus de 4 lit. 1/2. Concurremment, on donne digitaline, théobromine, régime lacto-hydrique.

Après une tentative de régime déchloruré, au bout de huit jours, la diurèse faiblit. Nouvelle injection qui est encore répétée, par mesure de sécurité, huit jours après.

A son départ, la malade est transformée quant aux troubles mécaniques (bien évidemment sa lésion cardiaque est dans le même état) ; le ventre vide et flasque (les muscles restant immuablement asystoliques) ; son foie déborde peu ; les jambes sont totalement désenflées et, fait curieux, la jambe droite a désenflé instantanément pour ainsi dire, phénomène que les ponctions évacuatrices n'avaient pu amener.

Un mois après, Mlle T... fait écrire « qu'elle reprend des forces, se promène, que son ventre ni sa jambe n'enflent plus, que l'urine est à 1 lit. 1/2 ».

*
* *

GODLEWSKI. *Bull. et mém. de la Soc. de médec. de Vaucluse,*
septembre 1910.

Femme de 45 ans, ayant eu de l'endocardite rhumatismale. Poussées d'asystolie depuis cinq ans. Gros ventre avec ascite. Ictère. Depuis un an, toutes les médications ont échoué.

On fait une ponction de 10 centimètres cubes suivie d'injection. Trois jours après nouvelle ponction. La malade passe de 700 grammes d'urine à 1.200 et 1.500. Nouvelles ponctions consécutives et la malade voit son ascite disparaître.

Entre temps elle était soumise à la digitaline et à la théobromine, médicaments qui avaient auparavant échoué.

Nous avons revu la malade un an après et l'ascite n'a pas réapparu. Elle soigne son cœur.

**

Godlewski *Bull. et mém. de la Soc. de Médecine de Vaucluse,*
février 1911.

Cas identique au précédent. Même méthode et mêmes résultats.

**

Godlewski. *Observations inédites, obligeamment communiquées.*

Deux cas d'asystolie générale avec gros œdèmes et ascite. Mais ici l'asystolie est générale et non seulement hépatique. Échec complet de l'autosérothérapie.

IV. — **Ascite hépato-rénale.**

Godlewski. *Bull. et mém. de la Soc. de Médecine de Vaucluse*
septembre 1910.

Homme gros, âgé de 52 ans, arthritique, qui présentait sans s'en douter les petits signes du mal de Bright depuis cinq ans. Il ne me fait appeler que lorsque le ventre s'est mis à enfler. A ce moment il y a de l'œdème des membres inférieurs, ascite considérable et bruit de galop cardiaque. 700 centimètres cubes d'urine en moyenne, 2 grammes d'albumine, 12 d'urée.

· Le traitement médicamenteux, le régime et des paracentèses n'amènent aucun résultat. Des ponctions suivies d'injections de 10 centimètres cubes de liquide ascitique amènent, dès les premières, une urination abondante qui, de 950 grammes, passe à 1.600, avec état général relevé. Cependant nous avons remarqué après une ou deux ponctions un peu de fièvre et un léger état d'excitation.

Le malade nous réclame des ponctions et des injections. Nous refusons un jour de lui en faire, étant donné le mauvais état général. Bien nous en prend, car il meurt le lendemain dans le coma urémique.

A noter ici : 1° L'action manifeste de l'autosérothérapie sur la diurèse ; 2° la toxicité du liquide chez un intoxiqué hépato-rénal (fièvre, excitation après une injection).

V. — Ascites tuberculeuses.

L. Chevrier. *Journal de médecine de Paris*, n° 20, 14 mai 1910.

H..., jeune Bretonne, âgée de 17 ans, transplantée à Paris, cartonnière, entre à l'hôpital à cause du volume de son ventre. Depuis déjà plusieurs mois, elle souffre un peu de l'abdomen, d'une façon diffuse et sans crises aiguës : elle compare ses douleurs à des points siégeant tantôt à droite, tantôt à gauche. Pas de diarrhée ni de constipation.

Il y a environ trois semaines, elle a remarqué que son ventre se développait rapidement ; s'il y avait eu auparavant des modifications de volume, elles avaient été insensibles.

A l'inspection, on constate que le ventre est distendu et un peu étalé. L'ombilic n'est pas déplissé, il n'y a pas de circulation veineuse collatérale.

A la percussion, matité dans les deux flancs et à l'hypogastre; l'ensemble de la matité est à concavité supérieure. La matité change de forme quand on fait coucher la malade sur le côté : il semble donc qu'il y ait du liquide mobile et non enkysté dans son péritoine.

Sensation de flot perçu par une main placée sur l'un des flancs, quand l'autre flanc est frappé d'une chiquenaude.

La palpation profonde révèle un peu de douleur dans la fosse iliaque droite.

Du côté de l'appareil génital, on ne relève rien de net.

La malade est bien réglée depuis l'âge de 14 ans. Elle a quelques pertes blanches, mais n'a jamais souffert en urinant.

L'examen du poumon révèle des lésions bacillaires du sommet droit : expiration soufflante, augmentation des vibrations vocales, quelques râles. La malade tousse un peu. Jamais d'hémoptysies. Le cœur est normal.

L'étude des régions ganglionnaires ne révèle pas d'hypertrophie lymphatique ; rien aux amygdales. Membres sains, articulaions normales.

La température est de 38° le matin, de 38°6 à 38°8 le soir.

Ayant posé le diagnostic de péritonite tuberculeuse à forme ascitique libre, je me tins prêt à opérer la malade dès qu'elle serait un peu reposée.

Je comptais intervenir aux environs du 15 août. Mais vers cette époque, la température vespérale monta un peu plus, le 15 elle était à 39, le 16 à 39,6. En même temps, on constatait que le ventre avait augmenté sensiblement de volume, la malade était beaucoup plus gênée pour respirer : elle était presque dyspnéique.

Ne voulant pas intervenir sur elle, au moment où elle avait plus de 39°, mais désirant la soulager, je lui fis faire une ponction évacuatrice : on lui retira 4 litres de liquide, clair et citrin.

Je décidai de profiter de cette ponction pour lui faire de l'autosérothérapie, suivant la méthode employée par Gilbert de Genève, pour les épanchements pleuraux. On lui injecta donc sous la peau du ventre 5 centimètres cubes du liquide retiré.

Le soir, la température ne monta qu'à 39°.

Le lendemain 18, on trouva la malade très soulagée, mais en l'examinant, on constata qu'elle avait un épanchement liquide dans les deux plèvres : matité aux deux bases, pectoriloquie aphone. L'épanchement droit un peu plus considérable que le gauche, n'atteignait pas tout à fait la pointe de l'omoplate. Le soir, la température ne monta qu'à 38°3 (température vaginale, depuis le début). Le 19 août, la température baisse encore : le matin 37°7, le soir 37°9, le 20 37°3 le matin, 37°5 le soir (T. vaginale). La température améliorée pendant quelques jours, a bientôt tendance à monter. Si elle reste le matin aux environs de 37°5, le soir elle est à 38°4 le 24, à 38°6 le 26, à 38°9 le 27.

A cette époque, comme le liquide pleural n'a pas augmenté et a au contraire semblé diminuer légèrement, je décide de faire la laparotomie.

Le 28 août, opération. Anesthésie chloroformique de courte durée à l'appareil de Ricard. Petite laparotomie sous-ombilicale : la paroi saigne assez abondamment.

Après avoir sectionné tous les plans jusqu'au péritoine, cette vascularisation des tissus profonds et leur épaisseur me font penser que je dois être sur la vessie : je sectionne tout près de l'angle céphalique de la plaie. Le plan vascularisé était bien le péritoine considérablement épaissi. Je laisse s'évacuer le liquide citrin dont je recueille une partie dans un verre aseptique. J'enlève ce qui reste entre les anses intestinales avec des tampons montés. Je puis alors remarquer que les granulations sur le péritoine pariétal et sur l'intestin grêle sont absolument confluentes ; elles sont grises ou jaunâtres, très nombreuses ; certaines anses intestinales adhèrent les unes aux autres ; à gauche une anse intestinale adhère à la paroi : il s'agit donc d'une forme presque caséeuse, plus grave que je ne supposais et j'augure mal du résultat thérapeutique final de mon opération. Je songe donc à faire plus que d'ordinaire pour essayer d'obtenir la guérison.

Avec 2 litres de sérum très chaud à 50° environ, je lave toute la cavité abdominale en promenant la canule stérilisée dans tous les sens. Quand le liquide est en partie évacué, toute la cavité péritonéale paraît énormément congestionnée, l'intestin a une teinte carminée.

En refermant, je laisse à dessein les plans de la paroi saigner un peu dans le ventre, je détermine même une légère hémorragie en frottant un peu énergiquement avec une compresse aseptique le péritoine pariétal, très épaissi et tout rouge depuis l'injection très chaude de sérum. Je referme tous les plans de la paroi sans drainage : deux surjets profonds, agrafes de Michel sur la peau.

Je fais réinjecter sous la peau de la cuisse 10 centimètres cubes du liquide ascitique aseptiquement recueilli. Suites opératoires (toutes les températures indiquées après l'opération sont axillaires): Le soir de l'opération 37°4. Le 29, température 37° le matin, 38° le soir, puis la température tombe définitivement et oscille autour de 37°.

La malade se plaint de temps en temps de points de côté. On lui enlève ses fils le huitième jour. Quand, la cicatrice étant parfaite, on la réexamine, on ne lui trouve plus trace de liquide dans le ventre, quoique l'abdomen paraisse un peu ballonné. Les plèvres semblent vides de liquide.

Pour des raisons indépendantes de son état et de notre volonté, la malade reste à l'hôpital jusqu'au 13 novembre, date à laquelle nous obtenons qu'elle reparte en Bretagne. Elle est alors en excellente santé, le liquide ne s'est pas reproduit.

La guérison momentanée obtenue malgré des lésions qui ne la laissaient guère espérer, me permettent d'espérer que cette guérison sera définitive.

.·.

G. Roque et V. Cordier. *Presse médicale*, n° 50, 22 juin 1910, p. 465.

Élisabeth R..., 15 ans 1/2, entre salle Carnot, n° 7, le 2 juin 1909. Parents tuberculeux, frère tuberculeux. Ganglions cervicaux suppurés à 5-7 ans ; spina-ventosa à 9 ans. Depuis neuf mois, ascite : on a fait, loin de Lyon, 6 ponctions espacées de un mois et demi, de un mois, de trois semaines, de dix-huit jours. La dernière date de douze jours et l'ascite est reproduite. Devant cette rapidité inquiétante, elle est envoyée de l'Arbresle, avec l'attente d'une laparotomie.

Le 3 juin, ponction de 11 litres (points de repère pris à l'avance); inoculation positive du liquide et séro-diagnostic de Courmont positif.

Après la ponction, injection de 4 litres d'oxygène pur filtré et lavé.

Le 10 juin, le niveau est reproduit ; l'oxygène est résorbé. On en réinjecte 2 litres.

Le 12 juin, la malade réclame sa ponction : on retire 10 litres ; on réinjecte 10 centimètres cubes de liquide sous la peau (Points de repère exactement pris).

Le 19 juin, la malade réclame sa ponction et, effectivement, le liquide est à peu près à son niveau.

Le 21 juin, le niveau est le même qu'avant la ponction du 12. On reponctionne ; le 7, on retire 10 lit. 700. On réinjecte 8 centimètres cubes de liquide sous la peau. On fait, en même temps, une injection de 3 litres d'oxygène et de 20 centimètres cubes d'électrargol dans la cavité péritonéale.

Le 2 juillet, c'est-à-dire dix jours après ces opérations, le niveau du liquide est revenu à sa limite ancienne.

La malade est alors dirigée sur un service de chirurgie : laparotomie — éviscération partielle — le 4 juillet.

Le 27 juillet elle repart chez elle sans que le liquide se soit reproduit d'une façon nette.

Le 10 avril 1910, nous avons de ses nouvelles : on dut la ponctionner à nouveau le 4 janvier 1910. Elle est décidée à subir une nouvelle laparotomie. Mais le liquide s'est à peine reproduit.

L'échec de l'autosérothérapie a été évident, remarquable.

.·.

Dieulafé. Observation publiée par P. Carbou. Thèse de Toulouse, 1910. Observation II, p. 43.

X... 10 ans, présente depuis quelque temps une péritonite tuberculeuse ; malgré un rigoureux traitement général antituberculeux (cure d'air, suralimentation), et des applications de cuirasses de collodion sur l'abdomen, l'épanchement péritonéal n'a aucune tendance à la résorption. Une laparotomie est pratiquée au mois d'avril 1910 ; évacuation du liquide, lavage de la cavité péritonéale, injection de 10 centimètres cubes de liquide dans le tissu cellulaire sous-cutané. Dans huit jours la malade fut complètement guérie ; depuis, l'ascite n'a pas récidivé.

.·.

R. Cestan. *Toulouse Médical*, 1er août 1910.

En août 1909, une jeune fille de 14 ans, sans antécédents héréditaires ou personnels, vient nous consulter pour une tuberculose classique pleuro-péritonéale : ascite libre de moyen volume, double épanchement pleural du type lymphocytaire, amaigrissement, pas de fièvre, pas de troubles intestinaux. N'a jamais été réglée. Nous prescrivons immédiatement l'aérothérapie avec chaise longue et repos absolu, suralimentation prudente, traitement tonique par l'arsenic et le glycéro. En septembre, deux séances d'autosérothérapie avec le liquide pleural ; en quinze jours, guérison et disparition définitive d'abord de l'épanchement pleural gauche, puis de l'épanchement pleural droit. Mais l'état général reste stationnaire ; voire même l'ascite augmente, en décembre, malgré un rigoureux traitement général. Aussi, faisons-nous, en janvier 1910, deux séances d'autosérothérapie avec 10 centimètres cubes de liquide ascitique. Et dès lors, la convalescence survient avec une rapidité surprenante, l'ascite diminue de jour en jour et le 1er mars, la malade se considère comme guérie : absence d'ascite, appétit excellent, augmentation rapide du poids, apparition des règles, sensation de plénitude des forces, etc... Cette guérison n'a fait que se maintenir depuis cette époque.

*
* *

Timbal et Saint-Martin. Observation publiée par P. Carbou, Thèse de Toulouse, 1910. Observation V, p. 46-50.

Femme de 22 ans, tailleuse, habitant le faubourg Bonnefoy, se présente à la consultation de M. le Dr Caubet le 24 août 1910, se plaignant de coliques violentes et de l'augmentation du volume de l'abdomen.

Antécédents. — Père mort d'hémorragie cérébrale, mère vivante et en bonne santé. Trois sœurs et deux frères ; aucun n'est malade et chacun exerce régulièrement son métier. Elle-même a toujours joui d'une excellente santé ; elle n'a eu aucune maladie pendant son enfance, sauf une hypertrophie légère des glandes, au niveau du cou. Ces adénopathies sont encore perceptibles actuellement. Elle a été réglée à 17 ans ; ses règles ont toujours été régulières. S'est mariée à 20 ans ; ni fausse couche, ni grossesse.

Maladie actuelle. — Semble avoir débuté en juin dernier par le gonflement de l'abdomen ; en même temps, sont survenus quelques phénomènes généraux, tels que la diminution de l'appétit, de la pâleur du visage et de l'amaigrissement (la malade est petite, chétive et ne pesait que 47 kilos au moment de son mariage). Elle ne s'est pas préoccupée de ce changement survenu dans son état ; elle l'a, au contraire, attribué à un début de grossesse et s'en est réjouie. Mais les règles ont persisté, et vers le 10 juillet, elle a ressenti des douleurs assez vives, au-dessous du sein gauche ; elle a commencé alors à tousser et à se sentir gênée pour respirer. Le gonflement de l'abdomen, qui jusqu'alors se faisait lentement et progressivement, a augmenté brusquement vers le 15 août. Perdant alors son optimisme du début, la malade a commencé à se préoccuper de son état, et, du 20 au 24 août, a consulté plusieurs médecins de son quartier. Ceux-ci ont constaté l'existence d'une péritonite tuberculeuse indiscutable, accompagnée de lésions bacillaires du sommet gauche. L'un a proposé une opération, qui a été refusée par la malade ; un autre a prescrit un traitement tonique ; un troisième enfin a porté le pronostic le plus sombre et a déconseillé toute thérapeutique. En présence de ces divergences, la malade, effrayée, est venue consulter à l'Hôtel-Dieu.

État actuel. — Le 24 août 1910.

Signes généraux. — Malade pâle, amaigrie, très fatiguée par la course qu'elle a dû faire pour se rendre à l'hôpital.

Signes fonctionnels. — Douleurs abdominales très vives, provoquant de l'insomnie, et obligeant la malade à garder le lit presque continuellement. Diarrhée persistant depuis plus d'un mois, toux sèche, non accompagnée d'expectoration. Essoufflement et fatigue, ayant nécessité l'interruption du travail.

Signes objectifs. — L'abdomen est volumineux et les flancs sont étalés. A la percussion, matité remontant à deux travers de doigt au-dessous de l'ombilic et occupant une partie des hypocondres A la palpation, sensation de flot très nette ; le liquide contenu dans la cavité péritonéale est libre et se déplace avec les mouvements de la malade.

L'examen du thorax révèle l'existence d'un épanchement pleural gauche, se traduisant par la matité, l'abolition des vibrations, l'obscurité respiratoire et un souffle lointain. A la base droite, matité et diminution de la respiration. Au sommet gauche, submatité avec sensation de résistance au doigt, exagération des vibrations, quelques craquements, surtout fréquents après la toux.

Le pouls est rapide : 110 à 120 pulsations. Cœur normal. Urines peu abondantes, très colorées, ne renfermant ni sucre, ni albumine.

Diagnostic. — Péritonite tuberculeuse, pleurésie gauche, infiltration du sommet gauche.

Traitement. — Injections de cacodylate de soude pour relever l'état général ; frictions avec : chloroforme, huile de jusquiame et baume tranquille pour calmer les douleurs abdominales.

La malade reçoit cinq piqûres de cacodylate. Ne pouvant, à cause de la fatigue, continuer à venir chaque jour à l'hôpital, on essaie, le 29 août, le traitement préconisé par Gilbert : ponction abdominale avec une longue aiguille en platine, qui permet de retirer 6 centimètres cubes de liquide ascitique ; injection de ce liquide sous la peau de l'abdomen.

L'autosérothérapie semble avoir provoqué une vive réaction locale et générale ; pendant six jours, la malade s'est trouvée plus fatiguée et a dû garder le lit ; en même temps, les douleurs abdominales ont augmenté, et la tuméfaction du ventre s'est accrue ; les urines sont restées rares et foncées ; pas de fièvre appréciable.

Le 3 septembre, le ventre mesurait 90 centimètres (mensuration faite au niveau de l'ombilic).

Le lendemain est survenue une crise urinaire intense, et les urines ont atteint 3 lit. 1/2 (elles n'étaient avant que de 500 grammes). Cette polyurie a persisté environ quinze jours. La disparition de l'ascite s'est faite lentement, progressivement et régulièrement, ainsi que le montre le tableau suivant dressé par la malade :

Grosseur du ventre le 3 septembre 0,90 cent.

—	—	15	—	0,75	—
—	—	16	—	0,75	—
—	—	17	—	0,74	—
—	—	18	—	0,73	—
—	— du 18 au 22	—	0,73	—
—	—	23	—	0,72	—
—	—	24	—	0,71	—
—	—	25	—	0,70	—
—	—	26	—	0,69	—
—	du 26 sept. au 2 octobre			0,68	—
—	—	3	—	0,67	—
—	—	10	—	0,66	—
—	—	2 novembre		0,66	—

A mesure que l'ascite diminuait, l'état général s'améliorait. C'est ainsi que l'appétit a augmenté, que la toux a cessé, que les forces sont revenues ; les douleurs abdominales ont presque complètement disparu, et depuis le 25 septembre la malade peut s'occuper de son ménage.

Nous avons revu la malade le 8 novembre 1910. Son état général s'est beaucoup amélioré ; elle est moins pâle qu'en août dernier et moins amaigrie ; les douleurs n'ont pas complètement disparu, mais sont très atténuées. Le ventre est encore un peu gros, mais il n'est plus étalé et renferme une quantité insignifiante de liquide ; on ne peut pas obtenir la sensation de flot, mais par la percussion on délimite une petite zone de matité qui occupe la portion la plus déclive de l'abdomen. Celui-ci n'est pas souple, quoique non douloureux, et il offre à la palpation une résistance assez grande, surtout marquée dans le flanc gauche. Cette résistance est due aux adhérences péritonéales, qui sont plus abondantes dans cette région. L'épanchement pleural gauche a disparu et il ne persiste à ce niveau que quelques frottements. Les lésions du sommet sont actuellement en voie de guérison : les craquements ont disparu ; la respiration est rude ; le pouls est un peu rapide : 104 pulsations par minute. L'appétit reste capricieux, mais la malade prend un peu de viande, quelques œufs et des légumes. Elle est très heureuse du résultat obtenu et se considère comme guérie.

Nous n'oserions partager son optimisme, et en constatant l'amélioration très nette de cette péritonite tuberculeuse, nous tenons à faire des réserves sur son évolution ultérieure : la tuberculose pleuro-péritonéale a régressé, mais l'avenir seul pourr. nous dire si elle est complètement guérie.

*
* *

P. CARBOU. Thèse de Toulouse 1910. Observation VI, p. 50-58.

B... Rose, 25 ans, lingère, célibataire, salle Sainte-Marthe, nº 5 (Hôtel-Dieu).

La malade est entrée à l'hôpital le 22 avril 1910, dans le service de M. Chamayou, se plaignant de douleurs abdominales s'irradiant dans les reins et entraînant une grande gêne respiratoire et l'impossibilité de la marche. C'est par hasard que nous avons eu l'occasion d'examiner cette femme le 26 avril, c'est-à-dire quatre jours après son entrée à l'hôpital. M. Chamayou désirait faire une laparotomie, mais l'état général de la malade étant mauvais, l'opération était ajournée et on avait institué un traitement médical pour mettre la malade en état de supporter l'intervention. Je demandai à M. Chamayou l'autorisation d'essayer l'autosérothérapie, il eut l'extrême amabilité de me l'accorder.

Dans les antécédents héréditaires de la malade, nous voyons que son père mourut à l'âge de 40 ans, à la suite d'une gangrène du pied consécutive à un accident. « Il avait, nous dit la malade, une petite santé, il s'enrhumait facilement tous les hivers, mais, ajoutait-elle, cela ne l'a jamais empêché de travailler et il n'a jamais craché le sang. » La mère, rhumatisante, est encore vivante.

Dans les antécédents collatéraux, nous trouvons des choses plus intéressantes. La malade a eu sept frères et une sœur : cinq frères sont morts, deux à la suite de convulsions à l'âge de 9 mois, deux sont mort-nés. Des deux frères vivants, un est bien portant, l'autre, qui est âgé de 32 ans, a, depuis l'âge de 24 ans, une hémiplégie droite. La sœur est actuellement en bonne santé, mais, nous dit la malade, on lui a mis des pointes de feu à la salle Sainte-Germaine.

Les antécédents personnels sont très chargés.

B... Rose a été nourrie au sein pendant quelque temps, puis elle a été confiée à des étrangers qui l'ont alimentée au biberon et avec des soupes. Elle a marché à 11 mois.

A 1 an, elle a la rougeole très sévère avec broncho-pneumonie.

A 2 ans, elle a le carreau et reste à la salle Saint-Jacques pendant un an.

A 4 ans, elle entre à La Grave. La malade raconte qu'après avoir fait une chute sur le genou gauche, celui-ci est devenu très gros, on le place dans un appareil plâtré. Elle garde ce plâtre pendant six mois, puis on fait des piqûres et des injections tout autour de la rotule (chlorure de zinc sans doute) et on replace le membre dans une gouttière. La malade ne veut plus avoir sa jambe immobilisée et on enlève l'appareil, mais elle ne tarde pas à prendre une position vicieuse, sa jambe se met en flexion sur la cuisse et on est obligé, pour corriger cette mauvaise attitude, de faire pendant trois mois du massage et de l'extension continue. Vers 10 ans, la malade fait un nouveau séjour à l'hôpital pour une ostéite de son tibia gauche. Des fistules s'établissent et la suppuration ne cède qu'avec la cautérisation ignée. Un an plus tard une nouvelle manifestation tuberculeuse apparaît : une otite suppurée atteint son oreille gauche en même temps qu'une adénite envahit ses ganglions sous-maxillaires.

A 15 ans, des symptômes pulmonaires montrent que les poumons sont à leur tour atteints. La malade est très pâle, elle tousse le matin et a des crachats striés de sang. L'appétit est nul, elle accuse des douleurs dans l'hypocondre gauche, qui sont calmées par des cataplasmes laudanisés. Elle a de la diarrhée et ses selles sont sanguinolentes. On l'envoie à Luchon où elle passe six mois et d'où elle revient bien améliorée, ses douleurs abdominales, en particulier, ont diminué. Le 17, elle passe deux mois à Sainte-Germaine où on traite son état général (huile de foie de morue) et son otorrhée qui est persistante et qui a entraîné une surdité complète de l'oreille gauche.

A 19 ans, apparaissent pour la première fois les règles, mais celles-ci sont peu abondantes, très irrégulières, peu colorées. La malade passe quatre à cinq mois sans être réglée et est obligée de passer l'époque menstruelle alitée. De 15 à 23 ans, la malade habite Cannes et se porte assez bien, mais elle ne tarde pas à retomber malade et passe un mois et demi à l'hôpital de Marseille où on la soigne pour une jaunisse (eau de Vichy, lait, calomel). Elle rentre à Toulouse et vient passer quelque temps à la salle Saint-Vincent. Elle accuse des douleurs dans son ventre qui est légèrement ballonné, on la traite par des applications locales de glace et la suralimentation. Elle veut sortir mais ne tarde pas à revenir à la salle Saint-Vincent car son ventre a continué à grossir, les douleurs lombaires ont reparu ; on la soumet au même traitement et au même régime. Sous l'influence de cette thérapeutique, le ventre diminue de volume et devient plus souple ; la malade quitte de nouveau l'hôpital et part pour Montpellier. Peu de temps après son arrivée dans cette ville, le ventre grossit à nouveau, les jambes se gonflent, l'appétit diminue, la malade qui ressent une grande courbature fait appeler le Dr Lamouroux, qui institue un traitement analogue à celui que la malade suivait à Saint-Vincent. Mais l'état général devient de plus en plus mauvais, elle pâlit et surtout maigrit énormément, ses forces s'épuisent et elle est obligée de passer presque toute la journée couchée sur une chaise longue. Voyant que son état ne s'améliore pas, elle veut revenir avec sa famille à Toulouse, et entre le 22 avril à la salle Sainte-Marthe.

Quand j'examine la malade le 25, son état général est peu satisfaisant. Elle a le teint terreux, le facies grippé, le pouls est mou et fréquent (120 pulsations à la minute), la température est peu élevée 37°6. Les jambes présentent de l'œdème au niveau dès malléoles, les urines sont très rares; à peine si la malade urine 250 grammes par vingt-quatre heures. Elle s'alimente fort peu et c'est avec la plus grande difficulté qu'on arrive à lui faire prendre 1 litre de lait par jour. Aussi quand on découvre la malade, la grosseur de son ventre contraste vivement avec sa maigreur générale.

Le ventre est, en effet très volumineux, saillant, en obusier, la base de la cage thoracique est élargie. La peau du ventre est tendue, lisse, très amincie et comme vernissée; on trouve un peu d'œdème dans la région sus-pubienne, mais peu de veines développées pour la circulation complémentaire. La cicatrice ombilicale a disparu et au lieu de trouver la dépression habituelle, cette région fait presque hernie. La déformation du ventre ne présente aucune voussure plus accentuée à un endroit qu'à un autre, elle est régulière et symétrique. L'abondance du liquide est trop grande pour permettre de trouver quoi que ce soit par la palpation; partout on ne perçoit qu'une surface lisse et unie. Tandis que la main gauche étant appliquée contre le flanc gauche de la malade, je donne avec le médius de la main droite une chiquenaude sur son flanc droit, je perçois très nettement la sensation de flot. La percussion montre la matité dans les flancs et dans la région sous-ombilicale, la région épigastrique est seule un peu sonore. Ces zones de matité et de sonorité ne varient pas quand on fait coucher la malade sur les côtés; d'ailleurs nous n'avons pu nous en rendre compte que très difficilement la malade ne changeant de position qu'à grand'peine. Elle est obligée de rester dans le décubitus horizontal; c'est dans cette position que les douleurs lombaires qu'elle ressent sont les moins vives. Ces douleurs sont réveillées par la percussion de l'abdomen, la malade souffre surtout quand on percute la région péri-ombilicale et l'hypocondre gauche.

Par le toucher vaginal, nous constatons deux signes que l'on rencontre fréquemment dans les ascites : l'abaissement de l'utérus et des culs-de-sac vaginaux et la mobilité du col.

L'appareil digestif de la malade fonctionne d'une façon très défectueuse. Il y a une anorexie presque absolue, de la diarrhée et des vomissements biliaires. Le foie et la rate paraissent avoir un volume normal.

Les urines sont très rares : 200-250 grammes par vingt-quatre heures, hautes en couleur, mais ne renferment pas d'albumine. L'auscultation du cœur ne montre aucune lésion valvulaire, mais le pouls est mou et très rapide. Du côté de son appareil génital, nous avons à noter de la vaginite granuleuse, de la leucorrhée, les règles sont absentes depuis trois mois. Du côté de son appareil respiratoire, nous n'observons pas de crachats, la malade tousse peu dans la journée, elle a quelques quintes le matin au réveil ; le symptôme fonctionnel le plus important est la dypsnée ; l'ascite très abondante qui occupe sa cavité péritonéale et refoule son diaphragme entraîne une grande gêne pour la respiration. La malade est à demi assise dans son lit, sa tête reposant sur un oreiller retenue par une chaise placée sur le lit.

Le thorax présente un amaigrissement extrême, le gril costal apparaît nettement et la saillie des clavicules détermine une forte dépression sus et sous-claviculaire. La palpation nous montre de l'exagération des vibrations thoraciques au sommet gauche en avant et en arrière et la diminution dans les deux bases en arrière. La percussion normale au sommet droit donne de la submatité et de la résistance au doigt au sommet gauche et dans les deux bases. Elle est douloureuse au sommet gauche. A l'auscultation, nous trouvons de la respiration soufflante complémentaire au sommet droit en avant et en arrière, de la respiration rude au sommet gauche en avant, de la respiration rude et quelques craquements en arrière. Le murmure vésiculaire est diminué aux deux bases, on trouve quelques frottements à la base gauche, mais pas trace d'épanchement.

Les réflexes et la sensibilité ne présentent rien de particulier.

C'est surtout d'une grande lassitude et de vives douleurs lombaires, qui s'irradient dans les jambes et qui rendent tout mouvement presque impossible, que se plaint la malade.

C'est à cause de ces mauvaises conditions que la laparotomie que devait subir la malade est différée et que je commence le traitement par l'autosérothérapie.

La malade étant complètement à plat sur son lit, je prends très exactement la mesure de la circonférence abdominale au niveau de l'ombilic. Elle est de 95 centimètres. Puis, en recommandant à la malade de mettre les mêmes vêtements chaque fois qu'elle se pèsera, je la fais porter sur une chaise jusqu'à la bascule ; son poids est de 61 k. 500. Toute médication est suspendue ; la malade qui supporte mal le lait qu'elle accuse de provoquer ses vomissements est autorisée à prendre ce qui lui fera plaisir : blanc de poulet, biscuits, vin de Bordeaux, etc. L'urine de vingt-quatre heures est soigneusement recueillie dans un bocal et je recommande à la malade de ne pas en perdre en allant à la garde-robe.

Toutes ces précautions préliminaires étant prises, je fais une ponction, suivie d'injection dans le tissu cellulaire sous-cutané du flanc de 5 centimètres cubes de liquide ascitique qui est de couleur citrine. Croyant éviter toute douleur à la malade qui redoutait beaucoup cette piqûre, je l'avais fait précéder d'une pulvérisation au chlorure d'éthyle sur la région où je devais ponctionner. Mais j'ai reconnu à la seconde injection que cette opération pratiquée sans anesthésie préalable est moins doulou_ reuse. Je recouvre l'endroit de la piqûre d'un peu d'ouate imbibée de collodion. Mais il vaut mieux s'abstenir de cette pratique ; nous avons observé, en effet, le lendemain, un peu de rougeur et la formation de petites vésicules disposées régulièrement suivant la circonférence formée par l'ouate.

Cette première injection, à cause de l'anesthésie locale qui a été pratiquée, a donc été un peu douloureuse, mais cette douleur avait disparu quand je suis venu voir la malade dans l'après-midi.

La température est à 38°4, le pouls à 120.

Le lendemain 20, température 37°4, pouls 118, urines 500. Soir, température 38°.

30 avril. — Température 37°, pouls 115, urines 750. La malade dit avoir mieux dormi et avoir moins souffert des reins.

1er mai. — Température : 37°, pouls : 115, urines : 1 litre.

Circonférence prise au niveau de l'ombilic, 94 centimètres.

GALUP

Du 1er au 5 mai, l'état reste à peu près stationnaire, mais les douleurs lombaires ont diminué beaucoup d'intensité et c'est avec plaisir cette fois que la malade apprend que je me dispose à faire une nouvelle ponction.

6 mai, matin. — Ponction et injection de 5 centimètres cubes. Température : 36°5, pouls : 110. Pas d'anesthésie locale préalable, liquide citrin, peu de douleur. Soir. — Température : 38°2, pouls : 120. La malade a été assez fatiguée toute la journée.

8 mai. — Température : 36°9, pouls : 110, urines : 2 litres.

Du 8 mai au 11 mai. — Amélioration très sensible, la malade mange un peu de tout et surtout avec plaisir ; la quantité d'urine se maintient à 2 litres par jour, l'aspect de l'abdomen a surtout changé. La peau est moins luisante et ne donne plus l'impression qu'elle va éclater, elle est moins tendue et le ventre un peu plus souple, plus dépressible et moins saillant. La circonférence n'est plus que de 90 centimètres et le lendemain, quand je fais peser la malade, elle ne pèse plus que 58 kilogrammes.

La quantité d'urine se maintient en plateau jusqu'au 15 et je propose à la malade une troisième ponction qui est pratiquée le lendemain.

16 mai. — Température du matin : 36°5, pouls : 100, urines : 800. Soir. — Température : 37°2, pouls : 100.

17 mai. — Urines : 2.500, température : 36°5.

18 mai. — Urines : 3.000, température : 36°5.

L'état général s'améliore de plus en plus. Plus de douleur, plus d'œdème malléolaire, l'appétit a reparu et la malade prend du bouillon, de la volaille, de la viande rôtie. La circonférence de l'abdomen est de 88 centimètres, la malade se lève un peu dans la journée. Le lendemain elle me ménageait une bonne surprise, car à ma visite du 21 mai elle me disait qu'elle avait pu aller se peser toute seule et qu'elle pesait 57 kilogrammes.

Du 21 au 26 mai. — L'état s'améliore de jour en jour ; la malade ne souffre plus, elle mange le menu du jour et se promène presque toute la journée dans la salle. Le ventre est revenu à sa grosseur normale, on ne perçoit plus de liquide, plus de matité dans les flancs, seulement une petite zone de matité dans

l'hypocondre gauche avec un peu de douleur à la palpation profonde, et frottements péritonéaux très nets. La souplesse actuelle
du ventre permet de se rendre compte de la présence probable
d'adhérences péritonéales qu'on n'avait pu percevoir à son entrée
dans le service.

26 mai. — Température: 36°5, pouls : 85, urines: 2.100, poids:
58 kilogrammes.

Le 2 juin, la malade va aller compléter sa guérison à Luchon,
elle pèse 59 kilogrammes ; dans douze jours, son poids a augmenté de 2 kilogrammes.

L'auscultation de ses poumons donne sensiblement les mêmes
résultats que lors de l'entrée de la malade à l'hôpital.

**

GODLEWSKI. *Observ. inédites.*

Deux cas de péritonite bacillaire. Échec complet de l'autosérothérapie sans polyurie consécutive.

VI. — Ascites cancéreuses

G. ROQUE ET V. CORDIER. *Presse médicale,*
n° 50, 22 juin 1910, p. 465.

H. S..., 56 ans, manœuvre, salle Saint-Bruno, n° 3, du 30 mai
au 16 juillet 1909. Rien dans les antécédents. Troubles digestifs
datant de quatre mois ; anorexie, rares vomissements ; hématémèses ; réaction de Weber constante ; grosse masse médiane
sus-ombilicale ; ganglions multiples ; cachexie ; ascite à limite
supérieure très nette, remontant jusqu'à l'ombilic exactement,
en position assise.

Sur la demande instante du malade on ponctionne l'ascite
(4 lit. 500), le 4 juin 1910. Grandes cellules cancéreuses.

L'ascite se reproduit très vite et, le 16 juin, nouvelle ponction
de 4 lit. 800. Cette fois on réinjecte, après acquiescement du

malade, 7 centimètres cubes de liquide dans le tissu cellulaire sous-cutané.

L'ascite se reproduit avec la même rapidité.

Nouvelle ponction, le 27 juin, sur les instances du malade, avec injection de 10 centimètres cubes de liquide sous la peau (5 litres). Nouvelle ponction le 7 juillet, avec les mêmes pratiques (4 lit. 700). Mort le 16 juillet, l'ascite s'étant renouvelée encore plus rapidement. Pas de ponction en présence du coma. Autopsie : cancer de l'estomac et généralisation péritonéale.

***

AUDIBERT. *Journal médical français,* 15 novembre 1910.

Ascite cancéreuse par cancer secondaire du foie. Trois cas négatifs traités en 1909, à l'Hôtel-Dieu de Marseille. Rien sur la diurèse.

***

GODLEWSKI. *Bulletin et mém. de la Soc. de médec. de Vaucluse,* février 1911.

Myosarcôme de l'utérus avec ascite. Les injections après les ponctions n'ont amené aucun résultat. Un jour, il a semblé qu'il y avait un peu de diurèse.

MAYENNE, IMPRIMERIE CHARLES COLIN

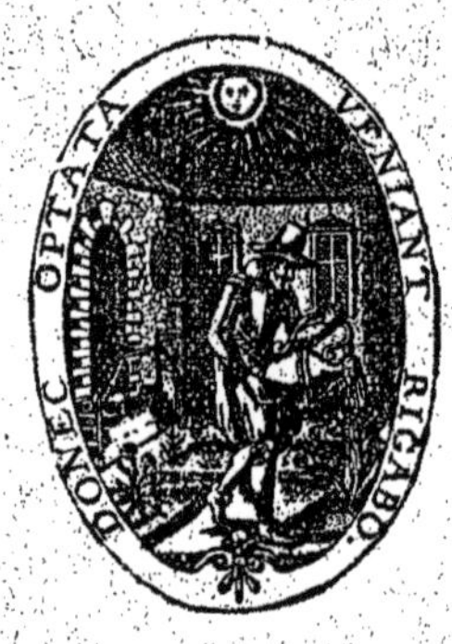

DONEC OPTATA VENIANT RIGABO.